Starke und lebensfrohe Trennungskinder

Martina Schomisch Patchworkfamiliencoach

Starke und lebensfrohe Trennungskinder

Das Mut-mach-Buch für getrennte Eltern.

DISCLAIMER

Die Inhalte dieses Buches wurden mit größter Sorgfalt erstellt. Für die Richtigkeit, Vollständigkeit und Aktualität der Inhalte können wir jedoch keine Gewähr übernehmen.
Dieses Buch enthält Links zu externen Webseiten Dritter, auf deren Inhalte wir keinen Einfluss haben. Deshalb können wir für diese Inhalte auch keine Gewähr übernehmen. Für die Inhalte der verlinkten Seiten ist stets der jeweilige Anbieter oder Betreiber der Seiten verantwortlich. Die verlinkten Seiten wurden zum Zeitpunkt der Verlinkung auf mögliche Rechtsverstöße überprüft. Rechtswidrige Inhalte waren zum Zeitpunkt der Verlinkung nicht erkennbar. Eine permanente inhaltliche Kontrolle der verlinkten Seiten ist jedoch ohne konkrete Anhaltspunkte einer Rechtsverletzung nicht zumutbar.
Bei Bekanntwerden von Rechtsverletzungen werden wir derartige Links umgehend entfernen.

1.Auflage 2016

Lektorat: Michael Reuter
Covergestaltung: Laura Giovanna Reininghaus
Cover-Titelbild: mapapu

info@patchworkfamiliencoach.com

ISBN-13: 978-1536938760

Ich widme dieses Buch meinen Kindern
Laura, Maria, Carlo und Stefan und Anne
… und allen anderen Trennungskindern!

Inhaltsverzeichnis

Mein besonderer Dank!

Gilt meinem Mann Michael und unseren Kindern für ihre unermüdliche Unterstützung und Liebe. Ohne sie würde es dieses Buch und mein Projekt „Patchwork-Familien-stärken“ nicht geben.

Während des Schreibens bin ich einigen Menschen begegnet, die Experten auf ihrem Gebiet sind und alle mit Trennungskindern beschäftigt sind oder es selbst sind. All diese Menschen haben ihre Expertise und Herzblut in dieses Buchprojekt eingebracht und so zum Gelingen des Buches beigetragen. Euch gilt mein großer Dank!

Ein herzlicher Dank geht vor allem an DICH, liebe Leserin und lieber Leser. Ich wünsche Dir, dass mein Buch eine Unterstützung sein kann, trotz Trennung und einschneidender Lebensereignisse „starke und lebensfrohe Trennungskinder“ zu erziehen und ins Leben zu begleiten.

„Zwei Dinge sollen Kinder von ihren Eltern bekommen“, hat Johann Wolfgang von Goethe gesagt. Wurzeln, solange sie noch klein sind, und Flügel, wenn sie größer werden... und in der Zeit dazwischen, spielt sich das Abenteuer Erziehung ab. Nach einer gescheiterten Beziehung, einer geschiedenen Ehe kann genau diese Erziehung zu einer Zerreißprobe für die Eltern werden. Mit meinem Buch möchte ich allen getrennt lebenden Eltern Mut machen und eine Hilfestellung leisten, besondere Engpässe und brenzlige Situationen zum Wohle der Kinder zu meistern. Das wohl größte Geschenk kommt dabei den Eltern selbst zu Gute! Versprochen!

In diesem Sinne wünsche ich all meinen Lesern trotz Trennung ein wundervolles Abenteuer Erziehung.

Herzliche Grüße
Martina Schomisch

Vorwort

„Leben wird vorwärts gelebt und rückwärts verstanden."

Egal welche Herausforderungen, Gründe oder Vorkommnisse ausschlaggebend für Deine Trennung waren: Jede Trennung ist schmerzhaft... und dabei ist es unerheblich, ob Du gegangen bist oder verlassen wurdest. Schmerzhaft ist eine Trennung für beide.
Immerhin habt Ihr Euch einmal geliebt und leider wird das, in den Momenten, in denen es weh tut, beide verletzt sind und keiner nachgeben will oder kann, nur allzu leicht vergessen.

Eine ganz besondere Herausforderung kann eine Trennung sein, wenn Du Kinder hast, denn im Moment der Trennung müssen Du und Dein Partner von der Paar-Ebene auf die Eltern-Ebene umschalten. Was sich hier anhört wie: „Einfach Schalter umlegen, fertig und weiter", stellt möglicherweise die größte Hürde in Deinem bisherigen Eltern-sein dar.
Häufig behindern negative Emotionen, alte Verletzungen, schlechte Erfahrungen und noch anhaltende Schmerzen das Wechseln auf die Eltern-Ebene, weil die Paar-Ebene im Vordergrund steht und noch nicht geklärt ist.

Die gute Nachricht ist: Es gibt sie, die starken und lebensfrohen Trennungskinder. Es gibt sogar Kinder, die gestärkt aus der Trennung ihrer Eltern hervorgehen.
Aber, und das erlebe ich tagtäglich in der Arbeit mit Familien und Patchworkfamilienim Rahmen meines Projekts: „Patchwork-Familien-stärken", es sind Ausnahmen.

In diesem Buch zeige ich Dir und Deinem Ex-Partner, dass Eltern-sein Freude machen kann und Euren Kindern zugutekommt, auch wenn Eure Paar-Beziehung gescheitert ist. Dabei geht es hauptsächlich um die Auswirkungen einer Trennung der Eltern auf die beteiligten Kinder. Gerne versichere ich Dir, dass ich keinerlei Ambitionen habe, Trennungseltern anzuklagen. Ich weiß aus eigener Erfahrung, wie sich eine Trennung anfühlt. Möglicherweise fühlst Du Dich beim Lesen an der einen oder anderen Stelle unwohl oder gar angegriffen, das Buch „macht etwas mit Dir". Das ist gut und gewollt, vermutlich ist das genau der Punkt, der Deiner Aufmerksamkeit bedarf. Ich sage Dir nicht, dass der Weg leicht ist. Aber ich versichere Dir, dass es allemal lohnend ist, auch die größten und schwersten Hürden auf dem Weg zu überwinden, denn Du wirst belohnt mit: starken und lebensfrohen Trennungskindern.
... und dass macht Dich als Mama oder Papa glücklich, da bin ich absolut sicher.

Außerdem kommt noch ein Aspekt hinzu, den ich als den entspannendsten überhaupt empfinde: Sind Deine Kinder lebensfroh und stark, entlastet Dich das als Mama oder Papa in einem Maß, welches Du vielleicht nicht zu hoffen wagst. Denn: Jeder Gedanke, der nicht um Sorge und Angst um Deine Trennungskinder kreist, ist frei für das Leben - Dein Leben.

... und dabei wünsche ich DIR viel Freude

Martina Schomisch

(Hinweis: In diesem Buch ist häufig von „Du" bzw. „Dich", „Ihrem Partner" oder „ihren Kindern" u.ä. die Rede. Männliche und weibliche Formen werden im Text abwechselnd verwendet, um sowohl unterschiedlichen Paarkonstellationen gerecht zu werden, als auch um eine angenehme Lesbarkeit zu gewährleisten.)

Die Situation

Sind wir jetzt keine Familie mehr? Oder, vom Umgang mit Veränderung!

Da saß ich nun alleine in einem ziemlich leer geräumten Haus. Zum ersten Mal seit 11 Jahren ohne meinen Mann oder eines unserer 3 gemeinsamen Kinder. Die Kinder waren mit ihrem Papa und dem Möbelwagen in den Nachbarort gefahren, in dem mein Noch-Ehemann sich eine Wohnung gemietet hatte. In Gedanken hatte ich unsere Trennung unendliche Male durchgespielt. Aber diese unendliche Stille und Einsamkeit traf mich völlig überraschend.

Wir hatten unsere Trennung gut vorbereitet: Seit einigen Wochen begleitete uns ein Mediator, den mein Mann in der Hoffnung, „wir könnten noch etwas retten", unbedingt hinzuziehen wollte. Heute bin unendlich dankbar und froh, zum einen, für die Initiative meines Mannes einen unparteiischen und außenstehenden Menschen in Anspruch zu nehmen, und zum anderen, dass ich mich damals darauf eingelassen habe.
Sechs Wochen bevor mein Mann ausziehen wollte, haben wir unseren Kindern, die zu diesem Zeitpunkt 8, 5 und 2,5 Jahre alt waren gesagt, dass sich unser Zusammen-Leben ändern würde. Wir haben es geschafft, ruhig und ohne gegenseitige Vorwürfe mit den Kindern zu sprechen und ihnen gesagt, dass Mama und Papa sich nicht mehr so lieb haben und dass Papa sich jetzt eine eigene Wohnung sucht.
Nicht, dass wir uns vor den Kindern häufig oder lautstark gestritten hätten, nein, vielmehr ist unser Leben immer liebloser und schweigender geworden. Die Kinder haben gespürt, dass etwas nicht stimmt und das seit Langem -

da bin ich absolut sicher. Kinder spüren das! Und deshalb waren wir auch nicht sonderlich verwundert, dass die Kinder unser Geständnis relativ gelassen aufgenommen haben (zumindest äußerlich).
Da ich auch vor der Trennung die Hauptbezugsperson der Kinder war, einigten wir uns darauf, dass ich mit den Kindern in der gewohnten Umgebung bleiben sollte.

Als ich die Kinder an diesem Abend ins Bett brachte, fragte meine älteste Tochter mich: „Sag mal Mama, sind wir jetzt keine Familie mehr?“

„Diese Frage ist nicht so leicht zu beantworten. Wir sind keine Familie mehr, die zusammen lebt. Aber, und das ist viel, viel wichtiger: Wir bleiben immer Mama und Papa und Kinder. Daran wird sich niemals etwas ändern!“

In diesem kurzen Moment war mir klar - die eigentliche Arbeit an der Trennung begann erst jetzt! An diesem Abend wurde mir eindeutig bewusst:

Mein Mann und ich sind auf der Paarebene gescheitert, ABER auf der Elternebene werden wir, solange wir gemeinsame Kinder haben, IMMER verbunden sein!

Unsere Trennung liegt nun bereits 14 Jahre zurück. Aufgrund unserer eigenen Erfahrung weiß ich, dass eine „gute Trennung“ eine große Herausforderung ist. Seit 2013 unterstütze ich Paare und Eltern in eigener Praxis schwierige Familien-Situationen und Trennungen zu meistern.

Jede Familie ist einzigartig! Jede Trennung verläuft anders... und dennoch gibt es Gemeinsamkeiten und allgemeingültiges Wissen, mit dem Trennung menschlich stattfinden kann. Eine menschliche Trennung, in der jeder der Partner seine Würde als Elternteil behält, ist die Grundvoraussetzung für das eigentliche Thema des Buches:

Starke und lebensfrohe Trennungskinder.

Mediation - ein möglicher Weg

Aufgrund der überaus positiven Erfahrungen, die mein Ex-Mann und ich während unserer Trennung gemacht haben, bin ich davon überzeugt, wenn jede Trennung mit einer Mediation einherginge, würde es weitaus weniger Rosenkriege, Streitigkeiten zwischen Eltern und vaterlos aufwachsende Trennungskinder geben, um nur einige Trennungsauswirkungen zu nennen. Deshalb habe ich die **Mediatorin Christina Wenz** gebeten, Mediation während der Trennung und in Patchworkfamilien vorzustellen:
„Viele Menschen haben den Begriff „Mediation" schon gehört, aber die Wenigsten können sich wirklich etwas darunter vorstellen. Daher bin ich der Meinung, dass man nicht genug über Mediation berichten kann – was ich hiermit gerne tue.

Aber was genau ist Mediation denn nun?

Mediation ist ein Verfahren, das dabei hilft, in Streitsituationen friedliche Lösungen zu finden. Was viele nicht wissen: Mediation ist bei fast allen Streitfällen einsetzbar. Voraussetzung ist allerdings, dass alle Beteiligten bereit sind, sich zusammenzusetzen und gemeinsam nach einer Lösung zu suchen, mit der alle Beteiligten gut leben können. Die Scheidungsmediation, die Mediation bei Streit rund ums Erbe und die Mediation bei Konflikten in der Arbeitswelt sind relativ bekannte Beispiele. Mediation ist aber auch bei Konflikten in Patchworkfamilien einsetzbar. Wenn alleinerziehende Eltern beschießen, mit ihren jeweiligen Kindern zusammenzuziehen, sind Konflikte oft vorprogrammiert: Es prallen über Jahre entwickelte und eingefahrene Familiengefüge aufeinander. Schnell gibt es Ärger um Fragen wie:

- Wie kann Raum geschaffen werden, um die Paarbeziehung zu leben, ohne die Kinder zu verletzen?
- Wie werden Alltag und Haushalt organisiert?
- Wie verbringt man den Urlaub?
- Wie kann man den unterschiedlichen Bedürfnissen der Kinder optimal gerecht werden?
- Wie und wann sind Besuche bei dem jeweils anderen Elternteil zu organisieren?

Nicht selten sind diese Konfliktherde so zermürbend, dass sie zur Trennung des Paares und dem Auseinandergehen der Patchworkfamilie führen. Wenn ohne Hilfe von außen dauerhaft keine Lösung gefunden werden kann und es immer wieder Streit gibt, kann der Gang zum Mediator auch hier Abhilfe schaffen. In der Mediation wird dann geschaut: Was sind die Bedürfnisse jedes einzelnen Familienmitglieds und wie kann eine Lösung aussehen, die den Bedürfnissen aller Familienmitglieder möglichst umfassend gerecht wird? Wenn die Kinder alt genug sind, wird der Mediator sie in das Verfahren einbeziehen. Wenn sie persönlich am Mediationsprozess mitwirken können, steigt natürlich die Wahrscheinlichkeit erheblich, dass die Kinder mit der Lösung später auch gut leben können.

Was genau macht denn der Mediator?

Wenn Sie zum Mediator gehen, dann trifft er keine Entscheidung für Sie oder entwickelt einen Lösungsvorschlag - wie dies ein Richter oder ein Schlichter tut. Der Mediator hilft Ihnen und Ihrem Gegenüber dabei, herauszufinden, was Ihnen in dem Konflikt wichtig ist und am Herzen liegt. Dann unterstützt er Sie dabei, selbst eine Lösung zu finden, welche die Wünsche und Bedürfnisse aller Beteiligten möglichst umfangreich berücksichtigt. Mediation sieht die Streitenden als Experten ihres eigenen Konflikts, die selbst am besten wissen, welche Lösung zu ihnen und der Situation passt. Ziel eines Mediationsverfahrens ist eine individuelle Lösung, die dann in der Regel schriftlich festgehalten und von allen Beteiligten unterschrieben wird. Die Vereinbarung ist ein Vertrag und damit auch rechtlich bindend. In manchen Fällen ist zur Rechtswirksamkeit eine notarielle Beurkundung des Vertrages erforderlich, aber darüber wird Sie der Mediator umfassend informieren.

Viele Menschen haben eine gewisse Scheu vor Mediationsverfahren, da sie Vergangenheitsanalysen und das Wälzen der Frage „Wer ist schuld an der Situation?“ erwarten. Beides findet beim Mediator jedoch nicht statt, Mediation ist ein Verfahren, das sehr strukturiert abläuft und immer die Zukunft im Blick hat. Für SIE soll eine gute Lösung gefunden werden, die Frage nach Schuld interessiert hierbei nicht.

Mediation hat gegenüber dem Gang zum Gericht viele Vorteile: Sie ist z.B. meist kostengünstiger, da die Gebühren nicht nach dem Streitwert, sondern nach den Stunden, die der Mediator mit der Angelegenheit befasst ist, berechnet werden. Auch bietet sie eine größere

Lösungsvielfalt und führt oft rascher zu einem befriedigenden Ergebnis. Ein weiterer Pluspunkt der Mediation, der insbesondere dann hervorzuheben ist, wenn man gemeinsame Kinder hat, ist die Tatsache, dass man sich anschließend noch in die Augen schauen kann. Nach Gerichtsverfahren bleibt oft nur noch verbrannte Erde zurück: Wie soll man denn noch kindgerecht und einigermaßen friedlich und kooperativ die gemeinsame elterliche Sorge ausüben, wenn man sich zuvor bei Gericht bis aufs Messer bekriegt hat? Bitte verstehen Sie mich nicht falsch – Mediation ist keine Familientherapie und führt auch nicht automatisch zu Verzeihen und purer Harmonie, aber Mediation kann dabei helfen, friedliche Lösungen zu finden und den Weg für einen anschließenden vernünftigen Umgang miteinander nach der Scheidung zu ebnen.

Im Fall einer Scheidung lässt sich der Gang vor Gericht und zum Anwalt natürlich nicht ganz vermeiden, aber wenn Sie vorab die Modalitäten der Scheidung, wie z.B. die Verteilung des gemeinsamen Vermögens, durch eine Mediation geregelt haben, kann die Scheidung friedlich, unproblematisch und kostengünstiger ablaufen.

Wie ein Mediationsverfahren konkret aussieht, möchte ich Ihnen am Beispiel von Gabi und Frank zeigen:

Gabi und Frank sind seit acht Jahren verheiratet. Gabi möchte nicht mehr so weitermachen wie zuvor: Sie hat einen anderen Mann kennengelernt und möchte sich scheiden lassen. Frank ist von den Ankündigungen seiner Frau völlig vor den Kopf gestoßen, möchte am liebsten flüchten und zurück in seine Heimatstadt München gehen – er will alles hinter sich lassen. Gabi möchte das gemeinsam gekaufte Haus in einem Vorort von Frankfurt behalten und mit den Kindern, Ben (10 Jahre) und Anna (12 Jahre), dort wohnen bleiben. Die beiden Partner bekommen es kaum hin, vernünftig drei Sätze ohne Streit zu wechseln; insbesondere wenn das Thema auf den Zugewinnausgleich bzw. die Ausgleichszahlung für das Haus kommt, bekommen sich Gabi und Frank heftig in die Haare. Den Kindern zuliebe möchten sie aber unbedingt einen Rosenkrieg vor Gericht vermeiden – darin sind sie sich einig. Daher entscheiden sie sich dazu, eine Mediatorin aufzusuchen.

Zu Beginn der ersten Mediationssitzung geht es hoch her. Jeder darf zuerst schildern, was ihm auf dem Herzen liegt. Frank macht seinem ganzen Frust Luft. Gabi ist eher zurückhaltend: Sie ist noch sehr verunsichert und weiß nicht so recht, was sie im Mediationsverfahren erwartet. Sie hat Angst, dass ihr der schwarze Peter zugeschoben wird, da sie sich ja trennen möchte. Die Mediatorin kann ihr diese Angst nehmen. Sie erklärt den beiden, was Mediation ist, und Gabi und Frank einigen sich darauf, diesen Weg zu gehen. Dann werden die Regeln der Zusammenarbeit festgelegt. Ein Punkt ist hier die Vertraulichkeit. Für Frank ist es ganz wichtig, dass Gabi nicht mit ihrem neuen Partner über das in der Mediation Besprochene spricht. Sie ist damit einverstanden. Am Ende der ersten Sitzung werden dann noch die Themen festgelegt, die in der Mediation gemeinsam besprochen werden sollen. Das ehemalige Paar einigt sich darauf, dass es sich über die Vermögensauseinandersetzung betreffend das Wohnhaus und die Organisation der gemeinsamen Sorge für die Kinder einigen möchte.
In drei weiteren Sitzungen zu je circa zwei Stunden unterstützt die Mediatorin Gabi und Frank dabei, herauszufinden, was ihnen in Bezug auf die Themen wichtig ist. Durch das gegenseitige Zuhören und Hören der Bedürfnisse des Anderen kann eine Annäherung bezüglich der Themen stattfinden und letztlich auch eine Vereinbarung entwickelt werden, mit der beide gut leben können. Gabi

behält das Haus und Frank erhält dafür von ihr eine Ausgleichszahlung in Höhe von 100.000 Euro. Frank war es hier sehr wichtig, dass seine Arbeitsleistung beim Hausbau Berücksichtigung findet. Nachdem er Gabis Sorgen darüber gehört hat, wie die Kinder es wohl wegstecken, wenn er nach München zieht, und auch ihre Sorge darüber verstanden hat, wie sie die Kindererziehung alleine vor Ort hinbekommen soll, beschließt er in Frankfurt zu bleiben. Er hat verstanden, dass Gabi zwar die Paarbeziehung beenden will, dass seine Familie ihn als Vater aber weiterhin braucht. Es gelingt eine gute Aufteilung der „Kinderzeiten" zu entwickeln.

Als die Mediatorin nach einem halben Jahr bei Gabi und Frank nachfragt, erfährt sie, dass die gemeinsame Betreuung der Kinder gut funktioniert und dass Frank froh ist, in der Nähe seiner Kinder wohnen geblieben zu sein. Beide sind glücklich darüber, wie es ihnen gelungen ist, die schwierige Situation zum Wohl der Kinder gemeinsam zu regeln. Der Scheidungsantrag ist mittlerweile gestellt – die Scheidung kann nun unkompliziert und friedlich über die Bühne gehen.
Wie Sie an unserem Beispiel von Gabi und Frank sehen, kann Mediation auch in sehr festgefahrenen und schwierigen Situationen helfen – und zwar auf friedlichem Weg. Ich kann daher jedem, der sich in einer festgefahrenen Streitsituation befindet, nur ans Herz legen, vor einem Gang zu Gericht eine Mediation in Betracht zu ziehen. Nicht nur - wie in diesem Fall - den Kindern zuliebe, sondern auch um die eigenen Nerven zu schonen.

Herzlichst,
Ihre Christina Wenz

Neue Wege gehen

Da bist Du plötzlich alleinerziehend mit Kind/ern, wo du eigentlich Familien- Glück mit Mann und Kindern angestrebt hattest. Doch nun stehst Du einer ganz anderen Realität gegenüber. Eine große Herausforderung zu Beginn als Alleinerziehende ist sicher die Neu- Organisation des Alltags, die Verantwortung, alles unter einen Hut zu bekommen und das alleine. Erschwerend zu all den organisatorischen und arbeitstechnischen Aufgaben kommen viele emotionale Themen, die Deine Realität beeinflussen oder sogar bestimmen, hinzu:

- Angst vor einer ungewissen Zukunft
- finanzielle Sorgen
- Sorge um Deine Kinder und Dein schlechtes Gewissen, Deinen Kindern gegenüber
- Dich nicht geliebt fühlen
- viele Verletzungen und emotionale Schmerzen
- nur noch Mama sein und das 24 Stunden am Tag
- Angst, davor selbst krank zu werden
- Du vergräbst Dich in Deinem Schmerz
- mangelndes Selbstwertgefühl
- und das Schlimmste: das ständige gedankliche Kreisen um all diese negativen und schmerzhaften Themen

Bei all diesen zu meisternden Herausforderungen vergessen wir Mütter nur allzu schnell, für uns selbst zu sorgen, teils aus Mangel an Zeit und teils, weil wir es nicht gelernt haben. Du willst oder musst sogar jetzt für Dich und Deine Kinder stark sein. Aber vergiss dabei nie: Nur eine gut versorgte Mama kann auf Dauer für ihre Kinder stark sein!

Hast DU das Gefühl am Rande Deiner Kräfte angekommen zu sein?
Fühlst DU DICH überfordert?
Oder weißt einfach nicht, wie es weiter gehen soll?

Wenn es DIR so geht, möchte ich DIR gerne das Projekt **„Stark und Alleinerziehend“** von Dr. Alexandra Widmer empfehlen.

Hier das Feedback einer Klientin:

„Nach dieser Beratung habe ich einen Plan, wie es weitergehen wird. Die klaren Worte und Ideen erleichtern mich. Ich weiß, dass ich es schaffe. Die Beratung mit Alexandra hat mir letztendlich viel Zeit, Geld und Nerven gespart. Absolut empfehlenswert!“

Julia, 36 Jahre, alleinerziehend mit 2 Kindern

Alle weiteren Informationen findest DU hier:
www.starkundalleinerziehend.de

Kinder spüren alles

Brief eines Trennungskindes

Die 16- jährige **Paula Bierend** ist ein Trennungskind und beschreibt in einem Brief sehr authentisch und – wie ich denke - für jeden verständlich, wie groß die Not von Trennungskindern ist, wenn sie zwischen ihren Eltern stehen. Paula macht sehr deutlich - und das ist der Hauptgrund, warum sie hier zu Wort kommt - dass Kinder und zwar schon sehr früh, jede negative Emotion in Bezug auf ihre Eltern „mitbekommen".

Guten Tag meine werten Damen und Herren,
NEIN, mein Vater hat mich nicht hinterhältig manipuliert. Ich bin einfach nur eine moderne 16-jährige Teenagerin, die das Gefühl hat, dass KEIN MENSCH (und offenbar ganz besonders die Frauen) eigentlich eine Ahnung hat, was für einen riesigen Bockmist ER SIE ES in der Diskussion um das gemeinsame Sorgerecht von sich gibt.
Ich bin ein Scheidungskind und hab all das, wovon hier offensichtlich ahnungslos gesprochen wird, durchgemacht und gefühlt. Man bekommt das Gefühl, hier wird nicht über einen lebenden, atmenden und vor allem sensiblen und fühlenden kleinen Menschen geredet, sondern mehr über einen Preis, den es zu gewinnen gilt.
Das ist etwas vollkommen Unmögliches, denn, wenn ich das mal so erwähnen darf, Jahrhunderte lang haben sich die Frauen beschwert, verkauft oder verlost zu werden und kein Mitspracherecht zu besitzen, und ganz genau das tun Sie gerade mit Ihrem Trennungskind.
Dass das Kind alleinig der Mutter zugesprochen wird, ist einer der verheerendsten Mythen des 21. Jahrhunderts, denn er richtet mehr Schaden an, als manche wahrnehmen.
Frauen sind, nach meiner Erfahrung, oft sehr viel mani-

pulativer und aggressiver als Männer. Sie lästern, und das ist kein Vorurteil, das ist nun mal einfach eine Begebenheit. Auch wenn wir Frauen sagen „NEIN, ICH LÄSTER DOCH NICHT“, tauchen die Situationen, in denen wir es tun, immer wieder auf.
Das sage ich aus eigener Erfahrung, und zwar nicht nur von mir, wie ich betonen darf. Die Ausrede lautet immer „Sonst tu ich das ja nicht, aber...“. Und wenn Sie sich jetzt vorstellen, Sie sitzen mit Ihren Freundinnen in einem schönen Kaffeekränzchen und Ihr kleines Kind spielt still neben ihnen und Ihre Freundin fragt Sie, wie es denn so mit dem Ex laufe und DAS ist der Anfang vom Ende der glücklichen Vater-Kind Beziehung (die für Kinder sehr wichtig ist!).
Denn egal ob Sie glauben, Ihr Kind verstehe sowieso nicht, was für einen Dreck Sie über den Vater des Kindes reden, glauben Sie mir eins, den Namen kennt das Kind schon mit einem Jahr. Und da Kinder, wie wir alle in der Schule gelernt haben, vom 1.-4./5. Lebensjahr noch in ihrer sensiblen Phase sind (was bedeutet, sie nehmen Eindrücke und Gefühle besonders stark wahr) verbinden sie automatisch den Namen ihres Vater mit dem Gefühl, das im Raum steht.
Beim Lästern, seien wir ehrlich, sind das NIE positive Gefühle. Das Kind entwickelt Abneigung dem Vater gegenüber, wer weiß, vielleicht sogar Angst, und BUMM: SIE sind Gewinner des neuen Preises, der da heißt „Alleiniges Sorgerecht“. DAS IST DIE SCHLIMMSTE MANIPULATION ÜBERHAUPT.
Denn das Kind weiß gar nicht, wie ihm geschieht, es verliert die Kontrolle und kann sich auch keine eigene Meinung mehr bilden, da die Angst bereits da ist. Da könnten Sie Ihrem Kind gleich ins Gesicht schlagen, und sogar das wäre harmloser, da körperliche Wunden heilen, mentale jedoch nie ganz verschwinden.

Wenn Sie eine Tochter haben, können Sie sich ziemlich sicher sein, dass diese es sehr schwer mit Beziehungen haben wird. Schlussendlich fällen Sie damit das Urteil, dass Ihre Tochter das gleiche Schicksal wie Sie ereilt. Und sein wir mal ehrlich: Als Junge eine gestörte Beziehung zu Männern zu haben, ist auch ziemlich scheiße, oder?!
Ich will jetzt nicht sagen, dass Frauen die ganze Schuld am Leiden der Kinder tragen. Doch da Frauen aus unbestimmten Gründen immer als die beste Wahl fürs Kind betrachtet werden, ist die Wahrscheinlichkeit und die Möglichkeit, dass die Frauen dem Kind vielleicht auch unbemerkt wehtun, sehr viel größer, als dass der Mann dies tut. Und da frage ich mich immer, wieso dürfen alle Menschen Kinder bekommen?
Wenn man daran interessiert ist, aus der Opferrolle raus zukommen und dafür zu sorgen, dass das Kind später glücklich werden kann, dann sollten Sie ganz klar dafür sorgen, dass Sie und Ihr Mann Ihre Beziehung so weit aufarbeiten, dass Sie sich nicht an die Gurgel gehen, wenn es an die Kindesübergabe fürs Wochenende geht. Weitergehend muss man die Scheidung 1. nicht VOR dem Kind austragen, 2. nicht so tun, als hätte das Kind weder Gefühle, noch irgendein relevantes Bedürfnis auf unbeschwerten Umgang mit dem Vater und 3. EINFACH MAL DIE KLAPPE HALTEN oder denken, bevor man spricht (was man eigentlich im Kindergarten gelernt haben sollte).

Denn auch mit dem Argument „Mütter sind nun mal auch in der Vergangenheit in den ersten Lebensjahren immer elementar wichtig" kann man einfach heute nicht mehr kommen. Alle Feministinnen auf dieser Welt beschweren sich, dass Frauen noch immer in die Hausfrau-Mutter-Rolle gedrängt werden. Ganz genau das tun Sie alle

hier gerade selber.
Als selbstbewusste Frau des 21. Jahrhunderts, wenn Sie so wahrgenommen werden wollen, können Sie dieses Argument einfach nicht bringen. Da es nun mal so ist, dass Männer sich mehr kümmern und das auch in den ersten Jahren tun wollen. Sie versuchen es zumindest, viele Frauen lassen Sie dann auch einfach nicht, weil Sie sich in der Hausfrau-Mutter-Rolle scheinbar doch ziemlich wohl fühlen und sich dann gerne am Abend beklagen „Er hat wieder die ganze Wand mit seinem guten, gesunden Spinat vollgeschmiert und ICH musste natürlich wieder alles wegmachen".
Wenn Sie sich mal klar artikulieren und damit dann ausdrücken, was Sie eigentlich wirklich wollen, würde all dies hier viel runder ablaufen.
Denn schlussendlich habe ich nicht das Gefühl, Sie streiten sich hier um das Wohl eines Kindes, das von all diesen Dramen eigentlich gar nichts mitkriegen sollte, sondern vielmehr darum, wer soll die Scheidung gewinnen. Kinder haben Gefühle und das Bedürfnis danach, alles kennenzulernen - nicht nur die Mutter und die Oma, sondern auch ihren Vater, denn der gibt ihnen noch einmal ein ganz anderes Lebensgefühl.
Das Gefühl, dass es auch mal was riskieren kann, was nicht nur wichtig für das Privatleben, sondern auch für das Berufsleben ist. Frauen, und das kann ich als Frau nachvollziehen, sind nun mal ängstlicher, wenn es um ihre Sprösslinge geht. Und NEIN, damit will ich Ihnen jetzt nicht die Vorlage für einen Kommentar wie „Männer sind unzuverlässig und fahrlässig „ geben, denn das sind Sie nicht.
Ich will Ihnen damit nur sagen, dass Kinder im jungen Alter beginnen müssen, das Leben von allen Seiten zu betrachten, was nicht möglich ist, wenn Sie an ein Geschlecht gebunden sind (aus diesem Grund sollten auch

Männer nicht das Alleinige Sorgerecht bekommen).
JA, das Leben ist oft scheiße und es ist schwer, vernünftig mit solchen komplizierten Konflikten umzugehen, doch ich denke, wenn Ihre Kinder Ihnen wirklich etwas bedeuten, ist es das wert. Denn nur durch eine friedliche und vernünftige Auseinandersetzung miteinander wird es Ihnen möglich sein, sich später Therapiesitzungen oder Besuche in einer Psychiatrischen Klinik zu ersparen (nein das ist nicht überdramatisiert, das ist schlicht und einfach die Wahrheit).
Für ein Kind zu kämpfen ist edel, doch um ein Kind zu streiten ist eitel und selbstgerecht. Deshalb ist das, was die Väter hier tun, nur zu unterstützen, da Sie nicht für sich selber kämpfen, sondern für ihr Kind. Es ist weder falsch, noch manipulativ, ich finde es schlicht weg richtig, sich für die gesunde Entwicklung seines Kindes einzusetzen.
Natürlich kann die Situation auch anders herum auftreten (dass die Mutter für ihr Kind kämpft). Sich zu scheiden ist nichts Schlimmes und oft ist ein klarer Schnitt besser als irgendein Gemurkse, wo die Eltern meinen, Sie tun es ihrem Kind zuliebe. Doch wenn die Situation kommt, in der sich die Wege trennen, sollte man im Sinne aller handeln und nicht so, wie man selber meint, dass es für einen gerade passt. Denn all der Streit und viele Tränen und Narben können einem so erspart bleiben.
So, das war es nun von mir. All dies, was Sie nun gelesen haben, weiß ich nur, weil ich selber das Schlimmste durchgemacht habe. Glauben Sie mir, als Kind ist das GAR NICHT witzig. Ich hätte wirklich viel Zeit sparen können, die ich mit Therapie verbracht habe, wenn meine Eltern damals vernünftiger gewesen wären.
Ich will niemanden an den Pranger stellen und wenn Sie das Gefühl hatten, ich hätte das getan, sollten Sie sich vielleicht fragen, ob Sie sich nicht doch in all dem wie-

derfinden. Eltern scheinen nie zu wissen, was für eine Wirkung eine Scheidung oder auch nur ein Streit auf ein Kind hat.
Denn Kinder geben sich an allem die Schuld (glauben Sie mir, wirklich an allem, sogar wenn sie in keiner Weise etwas damit zu tun hatten). Wenn Sie liebende und fürsorgliche Eltern sind (und ich glaube, das sind Sie), dann hören Sie endlich auf, dieses Thema zu diskutieren, denn es sollte NIE darum gehen, ob generell Mutter oder Vater besser für das Kind sind, denn gut für das Kind sind Sie nur beide zusammen.
Es wird ja schon einen Sinn haben, dass wir von Natur aus keine Einzelgänger sind. Das Beste für Ihr Kind ist, wenn Sie sich als Eltern vertragen (als ELTERN nicht als PAAR).

Mit freundlichen Grüßen

Paula Bierend

Kinder fühlen sich für ihre Eltern verantwortlich

Häufig versuchen Eltern in Trennungszeiten ihren Schmerz vor den Kindern zu verbergen - meistens mit geringem Erfolg. Die allermeisten Kinder haben, wie auch Paula Bierend es beschreibt, einen sehr feinen Sensor für ihre Eltern. Für Kinder ist es daher sehr verwirrend, wenn sie bei ihren Eltern nachfragen, was denn los ist mit Mama oder Papa und sie erhalten die zugegebenermaßen als Schutzantwort gegebene Aussage: „Nichts, alles in Ordnung“ oder „alles o.k.- mir geht es gut“ Bei Kindern wird damit eine Gedankenmaschinerie in Gang gesetzt, mit dem Tenor: „Was habe ich jetzt schon wieder falsch gemacht?“ Häufig wundern sich

Kinder auch, warum die Eltern ihnen nicht die Wahrheit sagen und das bedrückt Kinder sehr. Unbewusst fragen sich die meisten Trennungskinder, was sie selbst falsch gemacht haben, dass es dem Elternteil so schlecht geht, obwohl die Eltern „lediglich" versuchen, sich ihren Schmerz vor den Kindern nicht anmerken zu lassen. Während und nach einer Trennung ist es für Kinder sehr wohl zumutbar zu erfahren, dass es auch den Eltern nicht gut geht. Erklär Deinem Kind, dass die Trennung auch für Dich schwer ist und weh tut. Das macht Dich zum einen authentisch und zum zweiten enthebt es Dein Kind, sich schuldig für Deinen Schmerz zu fühlen.

Die zweite fatale Vorgehensweise von Eltern in Trennungsphasen ist die gut gemeinte Aussage: „Pass gut auf Mami auf, ich bin ja jetzt nicht mehr da und du bist jetzt der/ die Große." Oder: „Du bist jetzt der Mann im Haus, pass gut auf deine Mama auf." Auch diese Aussage ist sicher nur gut gemeint, ABER sie bürdet hier vor allem den Söhnen eine Last auf, die sie nicht tragen können und auch nicht tragen sollen. Mit dieser Aufforderung verschiebt sich die Eltern-Kind-Ebene und dem Kind wird eine Aufgabe aufgeladen, die nie für ein Kind bestimmt ist! Manchmal werden solche Sätze im Trennungsschmerz und aus einer gewissen Unsicherheit im Umgang mit Trennungen heraus unbewusst gesagt und nicht in DER Bedeutung verstanden, wie die angesprochenen Kinder sie verstehen: Nämlich als Verantwortung für das Wohlergehen eines Elternteils. Dafür sind Kinder NIE verantwortlich! Vielmehr sind alle Eltern gefordert, die Verantwortung für die Trennung, die damit verbundene Trauer und alle anderen, häufig schmerzhaften Emotionen selbst zu tragen und zu verarbeiten.
Gerade in Trennungsphasen ist es besonders wichtig, dass die Eltern-Kind-Ebenen eingehalten werden.

Manchmal suchen Eltern in schweren Phasen Rückhalt bei ihren Kindern. Was als gut gemeint empfunden wird, hat für Kinder mitunter fatale Folgen: Kinder fühlen sich häufig verantwortlich, dass es ihren Eltern gut geht und tragen damit eine Last, die für Kinder nicht tragbar ist und ihnen nicht zusteht. Häufig geschieht dies unbewusst und unterbewusst. Da jedes Kind anders reagiert, gibt es auch keinen allgemein gültigen Indikator für eine Bürde oder Last, die ein Kind trägt. Manche Kinder sind sogar im ersten Moment stolz: „Papa hat gesagt, dass ich jetzt der Große bin und gut auf Mama aufpassen soll!“ Andere Kinder wiederum ziehen sich zurück, werden ganz still, andere aggressiv oder einfach schwierig. Darauf angesprochen können sie nicht erklären, was los ist, d.h. eine solche Belastung wird manchmal erst nach Jahren erkannt und möglicherweise haben die betroffenen Kinder schon einen langen Leidensweg hinter sich.

Egal bei welchem Elternteil ein Kind sich gerade befindet, es fühlt sich verantwortlich dafür, dass es Mama oder Papa gut geht... UND denkt gleichzeitig an den anderen Elternteil, wie es demjenigen in der Situation geht. Häufig ist es dann so, dass sich das Kind während des Wochenendes schon überlegt, was es wieder zu Hause vom Wochenende erzählt, um den anderen Elternteil nicht zu verletzen, zu belasten oder es ihm einfach nicht noch schwerer zu machen. Das heißt im Klartext: Ein Kind verbringt eine wirklich schöne Zeit am Wochenende mit seinem Papa und überlegt sich während der Wochenendaktivitäten bereits, was es davon preisgeben kann, um Mama nicht zu verletzen.
Ich weiß aus vielen Coachinggesprächen, dass Eltern nur das Beste für ihre Kinder wollen, können es aber aus eigener Verletztheit nicht ertragen, dass die eigenen Kinder eine tolle Zeit beim Ex-Partner verbringen.

Vielfach werden Kinder nach dem Besuchswochenende dann empfangen mit Sätzen wie diesem: „Mama ging es das ganze Wochenende schlecht, als du bei Papa warst“ oder „ Immer, wenn du bei Mama bist, bin ich traurig“. Eltern sagen solche Sätze vermutlich ohne sich Gedanken über die Auswirkungen zu machen und um dem Kind das Gefühl zu geben, dass es dem Elternteil fehlt oder gefehlt hat. Das, was beim Kind ankommt, ist etwas vollkommen anderes. Nämlich: Mama/ Papa geht es schlecht, wenn ich nicht da bin. Das heißt, ich bin verantwortlich dafür, dass es meinen Eltern gut geht!

Liebe Eltern- auch wenn diese Aussagen gut gemeint sind: Dieser permanente Zwiespalt und diese Last, die Kinder tragen müssen, machen traurig, überfordern Kinder und machen im schlimmsten Fall krank.
Und wenn Du ehrlich bist zu Dir selbst, dieses Jammern und Klagen, dass Du traurig bist und alleine, bringt überhaupt nichts. Du bist nicht weniger alleine oder traurig, wenn Du Deinem Kind diese Last mit auf den Weg gegeben hast – oder? Und wenn Du ganz ehrlich zu Dir selbst bist: Willst Du wirklich, dass Dein eigenes Kind unglücklich ist, wenn es mit seinem anderen Elternteil zusammen ist?
Besser ist es zu sagen: „ Ich genieße es, mit Dir zusammen zu sein. Doch ich hoffe sehr, Du hattest auch mit Papa/ Mama eine gute Zeit.“ Das Kind hat dann das Gefühl, wichtig für Papa oder Mama zu sein und muss keine Last tragen und mitnehmen zum anderen Elternteil. Das Kind spürt, wenn es um es persönlich geht. Solche Sätze gelten ausschließlich dem Kind und bringen keinen Dritten ins Gespräch. Sie sind authentisch und ehrlich und tun dem Kind gut. Und das Beste daran: Das Kind darf Kind sein!

Kinder treffen folgenschwere Entscheidungen

Jeder Mensch trifft täglich unzählige Entscheidungen, die meisten davon laufen unbewusst und automatisch ab. Über viele dieser Entscheidungen machen wir uns keine Gedanken, entweder weil sie nicht wirklich wichtig erscheinen oder weil wir sie täglich dutzende Male treffen, das Leben „läuft“ ja. Häufig machen sich die Auswirkungen von Entscheidungen erst Jahre oder Jahrzehnte später bemerkbar. Dann können wir die exakte Entscheidung die zu eben dieser Auswirkung geführt hat, häufig nur schwer ausfindig machen.
Eltern sind ziemlich “machtlos“, was die Entscheidungen angeht, die Kinder in der Trennungsphase ihrer Eltern treffen. Kinder tun eben nicht das, was die Erwachsenen ihnen sagen, sondern machen nach, was ihnen vorgelebt wird ... und so basieren die von Kindern getroffene Entscheidungen auf dem, was sie erleben. Fakt ist, Kinder treffen Entscheidungen, die sie selbst häufig nicht in Worte fassen können und auf deren Basis sie zukünftige wichtige Entscheidungen treffen.Das Tragische daran ist, dass wir selbst und unsere Kinder so wichtige Entscheidungen absolut unbewusst treffen. Klingt nicht plausibel? Ein Beispiel: Sicher kannst Du Dich an den einen oder anderen Beziehungsstreit erinnern oder an eine frühere Trennung und möglicherweise hast Du genau in diesen Situationen die Entscheidung getroffen, dass Dir nie mehr ein Mensch so weh tut! Stimmt‘s? Und später hast Du Dich vielleicht gewundert, dass es keine neue Liebe in Deinem Leben gibt oder Du Dich schwer tust, wieder Vertrauen in einen anderen Menschen zu investieren. Die von Dir - in einer schmerzhaften Situation - getroffene Entscheidung hat eine neue Liebe blockiert!

Die Tragweite dieses Themas und seine Wichtigkeit wird

mir durch die Arbeit mit Nachtrennungs- und Patchworkfamilien immer deutlicher. Die meisten Erwachsenen sind in Trennungszeiten sehr mit sich, ihrem Schmerz und der Aufrechterhaltung des täglichen „Familien"ablaufs beschäftigt. Das ist normal und für eine gewisse Zeit völlig in Ordnung.

Plötzlich Alleinerziehende haben eine Vielzahl von Aufgaben und Verpflichtungen zu erledigen, die vor der Trennung möglicherweise auf zwei Personen verteilt waren. Hinzu kommen in den meisten Fällen Ängste, Nöte und die eigene Wut, Trauer oder andere Emotionen, die verarbeitet werden sollten. Auch, wenn die meisten Eltern selbst in Trennungszeiten ihr Bestes zu geben versuchen, fühlen sich Kinder in diesen Zeiten manchmal vernachlässigt. Ich möchte hier niemanden anklagen, da ich nur zu gut weiß, wie sich solche Phasen anfühlen und dass es manchmal ein längerer Weg ist, bis Mama oder Papa sich selbst und das umfangreiche Leben sortiert haben. Außerdem halte ich es für beinahe unmöglich, zu verhindern, dass Kinder in der Trennungsphase ihrer Eltern Entscheidungen treffen. Im vorhergehenden Kapitel „Kinder fühlen sich für ihre Eltern verantwortlich" ist deutlich geworden, dass Kinder sich häufig schuldig an der Trennung ihrer Eltern fühlen. Im Folgenden möchte ich anhand einiger Beispiele aus meiner Praxis zeigen, dass Kinder auch aufgrund von Schuldgefühlen und weiteren Erfahrungen, die sie in der Trennungszeit machen, Entscheidungen treffen. Diese Entscheidungen betreffen und beeinflussen nicht selten ihr gesamtes Leben, werden jedoch in den wenigsten Fällen auf die Zeit nach der Trennung ihrer Eltern zurückverfolgt.

Beispiel 1:
Samuel ist 8 Jahre alt und geht in die dritte Klasse der

Grundschule. Der Junge lebt mit seiner Mama alleine, der Papa hat die Familie verlassen als der Junge 5 Jahre war. Samuel hat keinerlei Kontakt zu seinem Vater, da dieser den Kontakt vollkommen abgebrochen hat. Der Vater war von einem auf den anderen Tag aus dem Leben des Kindes verschwunden. Die Mutter ist berufstätig und kümmert sich toll und sehr liebevoll um den Jungen. Die junge Mutter wendet sich an mich, weil sie laut eigener Angaben „nicht mehr an ihren Sohn rankommt" und sich „vollkommen überfordert fühlt". Samuel fällt in der letzten Zeit immer häufiger negativ in der Schule auf. Schon zum wiederholten Male ist sie in die Schule gebeten worden, jetzt „droht" die Rektorin mit massiven Konsequenzen.
Von Beginn an war es schwierig mit Samuel in der Schule. Oft kommt es zu Streitigkeiten mit seinen Klassenkameraden. Mittlerweile leiden auch die Leistungen des ansonsten guten Schülers unter der angespannten Situation in der Klasse.
Die Mutter versucht nach eigenen Angaben dem Jungen Mutter und Vater zu sein und wiederholt unzählige Male: „Er war doch immer so ein lieber und guter Junge. Ich verstehe ihn einfach nicht mehr!"
Nach einem gemeinsamen Kennenlerngespräch mit seiner Mutter möchte ich mit Samuel sprechen. Sehr selbstbewusst besteht er auf einem Gespräch ohne seine Mutter. Nach einer kurzen „Aufwärmphase" sagt der Junge mir: „Mama soll nichts wissen, sie wird dann immer so traurig!" Nachdem ich ihm versichere, dass er mir vertrauen kann, beginnt er zögerlich: „Mein Papa hat mich nicht lieb. Er will nichts von mir wissen und ist einfach abgehauen und das nur, weil ich doch so gerne einen Bruder haben wollte. Auch an meinem Geburtstag meldet er sich nicht. Wenn nicht mal mein Papa mich lieb hat, warum soll mich dann irgendjemand mögen? Oder

mein Freund sein? Ich habe keine Freunde. Niemand hat mich lieb." Mich ergreift die Geschichte dieses achtjährigen Jungen sehr, besonders weil er kaum eine Gefühlsregung spüren lässt und dann hinzufügt: „Wenn mich sowieso niemand leiden kann, streite ich mich doch besser mit den anderen, dann merke ich nicht so sehr, dass ich keinen Freund habe! Außerdem bin ich der Stärkste und das finden manche schon sehr cool."

Samuel hat folgende Gedankenkette für sich manifestiert:

1. Papa ist weg.
2. Ich bin schuld, dass Papa weg gegangen ist, weil ich einen Bruder wollte.
3. Papa meldet sich nicht.
4. Papa hat mich nicht (mehr) lieb.
5. Wenn mein Papa mich nicht lieb hat, mag mich auch sonst niemand.
6. Freunde stehen mir nicht zu.
7. Streit und Auseinandersetzungen schaffen Anerkennung.
8. … und vielleicht irgendwann Freunde.

Dieser achtjährige Junge trägt sehr schwer an der Trennung seiner Eltern, die er sich aufbürdet. Das Wichtigste für Samuel ist, frei zu sein von dem Gefühl, die Schuld an der Trennung seiner Eltern zu haben, um seine Gedankenkette zu durchbrechen.
Nachdem ich Samuel deutlich gemacht habe, dass seine Mama ihm helfen kann und dass seine Probleme sie viel trauriger machen als ein gemeinsames Gespräch, willigt der Junge ein. Gemeinsam mit der Mutter kann ich Samuel deutlich machen, dass er keinerlei Schuld an der Trennung der Eltern trägt und dass es nichts mit ihm zu tun hat, dass sein Papa den Kontakt abgebrochen

hat. Das heilt nicht sofort die Wunden des Jungen, das braucht Zeit. An dieser Stelle ist es jedoch gelungen, Samuel zu verdeutlichen, dass er trotz allem Freunde haben kann, auch wenn sein Vater den Kontakt zu ihm abgebrochen hat.

Beispiel 2:
Ein 25-jähriger Mann lebt mit seiner Freundin und deren Kind aus einer anderen Beziehung zusammen. Immer öfter wundert er sich, dass er kaum eine Beziehung zu dem dreijährigen Jungen aufbauen kann, der keinerlei Kontakt zu seinem leiblichen Vater hat. Obwohl er sich nach eigenen Angaben bemüht, ist der Kontakt zwischen beiden sehr schwierig, was mittlerweile auch die Beziehung zu seiner Freundin stark belastet, da sie sich sehr einen Vater für ihren Sohn wünscht. In einem Coachinggespräch wird deutlich, welche folgenschwere Entscheidung der junge Mann getroffen hat: Als er selbst 13 Jahre war, hat sein Vater die Familie verlassen. Aus Angst ihre Kinder zu verlieren und aufgrund alter Verletzungen und Streitigkeiten hat seine Mutter den Kontakt ihrer Kinder zu dem Vater untersagt. Irgendwann glaubt auch der Junge, vor allem, weil er das immer wieder von seiner Mutter und deren Familie hört, dass sein Vater nichts mit ihm zu tun haben will. Daraus entwickelt sich mit der Zeit sein ganz persönlicher Glaubenssatz: „Man(n) braucht keinen Vater im Leben!" Und diesen Glaubenssatz verteidigt er mit großer Vehemenz. Aus Unwissenheit und auch, weil er die Reichweite der Auswirkungen unterschätzt hat, wird ihm im Gespräch deutlich, dass er mit diesem Glaubenssatz große Schwierigkeiten haben wird, Kontakt zu seinem eigenen Vater aufzunehmen. Aber auch, und das ist momentan viel schlimmer für ihn, kann er kaum Nähe zu dem Kind seiner Lebensgefährtin aufbauen. Obwohl er dem Jungen doch gerne „Bonuspapa" wäre, da dieser

ja keinen Papa hat (zumindest keinen, der greifbar für das Kind ist), aber mit seinem selbst kreierten Glaubenssatz: „Ein Kind braucht keinen Papa“ ist das schwierig bis unmöglich.
Mit diesem Wissen und vor allem dem Gefühl, dass er selbst damit verbindet, konnte der junge Mann (mit meiner Unterstützung) einen neuen Glaubenssatz über sich, seinen Papa und sein eigenes Papa-sein entwickeln und an die Stelle des alten Glaubenssatzes setzen, der echte Beziehungen zwischen Vater und Sohn verhinderte.

Beispiel 3:
Natascha, eine 18-jährige Schülerin, ist ehrgeizig, jeden Tag verbringt sie viele Stunden an ihrem Schreibtisch und lernt. Sie hat kaum Freunde und keine Hobbies. Ihre Mutter berichtet, dass die Tochter immer gut in der Schule war, seit der Trennung der Eltern hat das Mädchen sich total zurück gezogen und nur noch der Schule gewidmet. Sie arbeitet hart, um immer bessere Leistungen zu bringen. Beinahe verbissen sagt sie: „Nur, wenn ich gut bin, hat mein Papa mich lieb.“

Anhand dieser drei Beispiele wird deutlich, wie vielschichtig Entscheidungen sein können, die Kinder in Folge der Trennung ihrer Eltern treffen... und wie sehr diese Glaubenssätze häufig unbemerkt das eigene Leben beeinflussen und im schlimmsten Fall sogar sabotieren. Was in diesen Beispielen als vollkommen logische Kausalkette erscheint, ist nicht in allen Fällen so einfach herauszufinden, manchmal erfordert es „detektivische“ Arbeit, um solche Glaubenssätze aufzuspüren.
Wenn Du das Gefühl hast, dass Dein Kind oder Du selbst immer wieder in ähnliche Situationen hineingerätst oder immer mal wieder auf Menschen triffst, die Dir nicht gut tun, kann das möglicherweise an ebensolchen Entschei-

dungen liegen, die Du oder Dein Kind getroffen hast und die jetzt in das Leben „eingreifen". Ein guter Coach kann Dich unterstützen, solche destruktiven Glaubenssätze aufzuspüren und durch neue, Deinem Leben förderliche zu ersetzen.

Solltest du Fragen dazu haben, schreib mir gerne eine Mail an info@patchworkfamiliencoach.com

Die Forderung

Übernimm Deinen Anteil an der Trennung

Familie und das Leben in einer Familie hat einen sehr großen Stellen-Wert in meinem Leben. Für mich war immer klar: Ich möchte in einer Familie leben. Daran hat auch die Trennung nichts verändert.

Bist Du ein Familien-Mensch?
Hast Du nach einer Trennung den (dringenden) Wunsch wieder in einer Familie zu leben?

Und hast Du Dir schon einmal Gedanken darüber gemacht, welchen Anteil Du an der Trennung hast? In der Rückschau kann ich heute sagen, dass das Suchen nach meinem Anteil zu den schmerzhaftesten Erfahrungen in Verbindung mit der Trennung gehörte. Glaubte ich bis dahin Opfer der Umstände zu sein, wurde mir ziemlich schnell klar, dass ich gleichzeitig „Täter" war. Eine Trennung kreieren beide Partner gemeinsam, auch wenn einer der beiden irgendwann die Entscheidung zur Trennung fällt.

Wie hast Du deine Trennung erlebt? Glaubst Du daran, dass mit einem neuen Partner alles anders, vielleicht sogar besser wird?

Wenn Du immer wieder das tust,
was Du immer schon getan hast,
dann wirst Du immer wieder das bekommen,
was Du immer schon bekommen hast.
Wenn Du etwas anderes haben willst,
musst Du etwas anderes tun!
Paul Watzlawick, Philosoph, 1921 - 2007

In der Zeit nach meiner Trennung habe ich wirklich viele Gespräche mit meinem Hausarzt und guten Freund geführt. Er brachte mich auf den Gedanken - nein, er verlangte von mir, meinen vollen Anteil an der Trennung zu übernehmen. Ich habe lange gebraucht, bis ich mir den 50%-Anteil, den mein Freund zur Diskussion stellte, auch wirklich eingestehen konnte. Er wusste um meinen Wunsch nach einer neuen Beziehung, nach Familie und redete mir unaufhörlich ins Gewissen:

- DU nimmst DICH selbst mit in die nächste Beziehung!
- Kläre DEINEN Anteil an der Trennung - jetzt!!
- Ansonsten bekommst DU die gleiche Situation wieder!

Aua, das tat weh ... und ehrlich gesagt, wollte ich das überhaupt nicht hören. Ziemlich wütend und noch ratloser bin ich aus seiner Praxis gerauscht und habe erst einmal den Kopf in den Sand gesteckt. Ich habe nicht wirklich einsehen können und … wollen, dass ich einen so großen Anteil an der Trennung haben soll. Eigentlich und ganz ehrlich hatte ich nach einem Unterstützer gesucht, der mir beipflichtete, dass die Trennung der beste Weg für mich war. Und anstatt mir beizustehen, war er gnadenlos, unerbittlich und pochte immer wieder darauf, dass eine Trennung zu 50% von jedem der Partner zu verantworten sei. Zu dem Zeitpunkt habe ich den 50-50-Ansatz noch nicht wirklich verstanden oder verstehen wollen. Aber - und darauf bin ich heute stolz - ich habe mich damit auseinandergesetzt und habe meinen Anteil an der Trennung nach und nach erkannt... und mich auf den Weg gemacht, diesen zu beackern. Heute verstehe ich ebenfalls, dass es nicht um das exakte Aufwiegen der einzelnen Anteile geht, sondern darum, zu erkennen, dass jeder seinen eigenen Anteil zu verantworten hat und sich persönlich mit den Folgen des eigenen Verhaltens in einer Partnerschaft auseinander setzen muss, um etwas zu verändern.

Vielleicht geht es Dir jetzt so wie mir. Möglicherweise hast Du in diesem Moment den dringenden Wunsch dieses Buch wütend zur Seite zu legen, weil Du ebenso empört über die 50-50-Aussage bist, wie ich damals.
Ich lade Dich ein, das Buch zur Seite zu legen und über Deine Situation und die Trennung nachzudenken. Und wenn Dir klar geworden ist, ob Du Lösungen willst, wenn Du wieder eine Familie willst und wenn Du andere Ergebnisse in Deinem Leben willst - dann komm zurück!
Mir ist bewusst, dass dieses Kapitel nicht das angenehmste ist, aber, und das verspreche ich Dir aufgrund meiner Erfahrung mit vielen Klienten in Trennungsphasen, es ist das Kapitel, was Dir auf Dauer die größte positive Veränderung bringt in Deinem Leben. Und solltest Du jetzt das Gefühl haben, in diesem Punkt Hilfe zu benötigen, unterstütze ich DICH gerne.
Auf meiner Website www.patchworkfamiliencoach.com kannst Du ein unverbindliches Erstgespräch buchen.
Den Preis für dieses Buch, wenn du es jetzt für immer zuklappst, kannst Du verschmerzen, aber der Preis, den Du für immer wieder gleiche Ergebnisse in Deinem Leben früher oder später zahlst, ist sehr hoch.

Willkommen zurück!

Vielleicht hast Du vollkommen neue Erkenntnisse über Dich und Deinen Anteil an der Trennung sammeln können. Vielleicht auch noch nicht. Beides ist total in Ordnung.

Wir sind gewohnt, nach dem zu schauen, was wir oder unser Partner gemacht haben. Häufig fällt dann die Frage: Wer ist schuld an der Trennung?
Eltern, Angehörige, Freunde und oft auch wir selbst haben schnell den/die Schuldige/n für das Scheitern und Auseinandergehen einer Beziehung entlarvt.
Dabei vergessen wir leicht, dass Beziehungen sehr viel komplexer sind, als das, was von außen sichtbar ist.
Um den persönlichen Anteil am Scheitern einer Beziehung sehen zu können, ist es für viele Menschen hilfreich sich folgende Fragen zu stellen. Denn häufig ist nicht ausschließlich das, was wir getan haben relevant, sondern die Taten, die wir unterlassen haben, sind entscheidend:

- Wo bist Du nicht für Deine Überzeugung eingetreten?
- An welchen Stellen hast Du um des lieben Friedens willen den Mund gehalten?
- Wo hast Du Dich gedanklich über Deinen Partner gestellt und ihm keine ehrliche Chance gegeben?
- Wo hat es an an einem spürbaren Ausdruck Deiner liebevollen Gefühle gemangelt?
- Wie oft hast Du geglaubt, das wird schon wieder und nichts dafür getan, dass es wieder wird? Aus Überlastung, Stress, Un-Wissen oder anderen Gründen?
- Wie oft hast Du Deine Aufmerksamkeit lieber dafür genutzt, um bei Deinem Partner auf Fehlersuche zu gehen, als selbstverantwortlich nach Deinem Anteil zu schauen?

Um noch einmal mit den Worten von Paul Watzlawick zu sprechen:

Wenn Du etwas anderes haben willst,
musst Du etwas anderes tun!
Und wenn das, was Du tust, Dich nicht weiterbringt,
dann tu etwas völlig Anderes –
statt mehr vom gleichen Falschen!

Paul Watzlawick, Philosoph, 1921 – 2007

Durch meine Arbeit mit vielen Familien weiß ich, wie schwer es ist, sich den eigenen Anteil an einer wie auch immer gearteten Trennung einzugestehen und wie befreiend und tief befriedigend es ist, nachdem es getan ist. Denn erst dann kann Heilung eintreten. Diese Heilung kommt nicht nur Dir zugute, sondern vor allem Deinen Kindern... und dem Verhältnis zu Deinem Ex-Partner. Denn als Eltern bleiben alle getrennten Paare ein Leben lang verbunden, ob sie wollen oder nicht. Da kann ein be-rein-igtes Verhältnis Dir viele schlechte Stunden,Tränen und Wut und Zeiten mit Stress und Ärger ersparen, der Dich selbst und Deine Kinder belastet... und Deinen Ex-Partner (auch wenn Dich das momentan nicht interessiert).

Die eigene Verantwortung

Im Folgenden möchte ich Dir die Möglichkeit bieten, am großen Erfahrungsschatz von **Lutz Bierend** teilzuhaben. Aufgewachsen ist er selbst als Trennungskind ohne seinen Vater, den er (erst) mit 33 Jahren wiedergefunden hat. Aus seiner ersten Ehe hat er zwei Kinder. Er kennt und lebte mit ihnen sowohl das Residenzmodell als auch das Wechselmodell. Seit 2009 ist er alleinerziehender Vater. Seine vielfältigen Erfahrungen gibt er seit 2011an andere Trennungsväter und -mütter weiter. Ab 2016 gemeinsam mit seiner 2. Frau in einer eigenen Praxis in Hamburg.

»Scheiden tut weh«, sagt der Volksmund. Bedauerlicherweise beziehen viele Eltern diesen Spruch meist nur auf ihr eigenes Leid und nicht auf die gegebenenfalls involvierten Kinder.
Bernard S. Mayer schreibt in seinem Buch ‚Die Dynamik der Konfliktlösung: Ein Leitfaden für die Praxis:

„Sie müssen sich entscheiden, ob Sie Ihre Kinder mehr lieben, als Sie Ihren Ex-Partner hassen".

Viele Eltern mögen über diese Formulierung „sich entscheiden" stolpern. Schließlich werden „Liebe" und „Hass" von ihnen wie Gott gegebene Sakramente behandelt, bei denen es einer Blasphemie gleichkommt, sie kontrollieren zu wollen. Dabei ist die Frage, ob die Trennung der Eltern zum Trauma der Kinder wird, zum großen Teil von dieser Entscheidung abhängig.
Es besteht heutzutage bezüglich des Kindeswohls Einigkeit darüber, dass Kinder beide Eltern brauchen. Es gibt kein „Besser" oder „Schlechter" in der grundsätzlichen Relevanz beider Elternteile. Mütterliche Bedeutung mit väterlicher Bedeutung vergleichen zu wollen, ist wie Äpfel mit einer beliebigen Sportart zu vergleichen. Beide sind wichtig für Kinder und das eines wichtiger ist für die Kinder als das andere, lässt sich leider nicht festlegen. Klar, irgendwie kriegen Väter und Mütter im Zweifelsfall die Kinder auch alleinerziehend bis zur Volljährigkeit, aber es

ist wie beim Yin-Yang-Symbol: Ein Element alleine macht das Symbol nicht zum Kreis.
Damit das Kind nun beide Eltern ohne Loyalitätskonflikt lieben kann, müssen die Eltern bereit sein, von der Paar- auf die Elternebene zu wechseln. Und für diesen Schritt landen wir bei der „Entscheidung". Für diesen Wechsel ist es notwendig, sich von einer simplen Täter/ Opfer-Einteilung zu verabschieden, mit welcher wir gerne die eigene Verantwortung für das Scheitern einer Beziehung von uns zu weisen versuchen.
In dieser Hinsicht richten viele Selbsthilfegruppen im Internet mehr Schaden als Nutzen an, weil hier in vermeintlicher Unterstützung der Betroffenen schnell die Schuldigen ausgemacht werden. Je nach Orientierung der Gruppe ist es der Ex-Partner oder die Ex-Partnerin. Die Opferrolle, in welche man sich von wohlmeinenden Beratern gerne schieben lässt, ist äußerst bequem. Als Opfer braucht man sich nicht mit der schmerzhaften Frage zu beschäftigen, welcher Anteil der Trennung in meine Verantwortung fällt. Als Opfer bin ich nicht „schuld" für das Elend, welches die Trennung mir und den Kindern bringt. Ich kann mit dem Finger auf den Ex-Partner zeigen und sagen: „Mach du erst mal wieder deine Schuld gut".
Das hilft niemandem. Am wenigsten den Kindern, denen es in der Regel egal wäre, wer warum was getan hat, um die Paarbeziehung gegen die Wand zu fahren. Es bestätigt nur das Nietzsche-Zitat: „Das habe ich getan, sagt mein Gedächtnis. Das kann ich nicht getan haben – sagt mein Stolz und bleibt unerbittlich. Endlich – gibt das Gedächtnis nach".
Familienberater und Therapeuten haben recht, wenn sie den Eltern nach der Trennung sagen „Es sind immer zwei für das Scheitern einer Beziehung verantwortlich". Und für den Wechsel auf die Elternebene es ist wichtig, dass

man DIESE Verantwortung ernst nimmt. Mal ehrlich, wie will man Verantwortung für die Entwicklung der eigenen Kinder übernehmen, wenn man noch nicht einmal Verantwortung für die Entwicklung des eigenen Lebens tragen will?
Für mich ist das Märchen von dem Fischer und seiner Frau, der Inbegriff einer klassischen Trennungssituation. Jeder sollte es kennen:
Der Fischer lebt recht ehrgeizlos mit seiner Frau in einer armseeligen Hütte. Er fährt täglich raus. Sie sitzt zu Hause, putzt die Hütte und kümmert sich vermutlich um die im Märchen unterschlagenen Kinder.
Eines Tages fährt der Fischer raus und fängt einen sprechenden Fisch, der ihn bittet: „Wirf mich bitte wieder ins Meer zurück“. Da dem Fischer der Plausch mit seinem Abendessen moralische Probleme bereitet, wirft er ihn einfach ins Meer zurück. Als er seiner Frau davon erzählt, fragt die ihn: „Bist du eigentlich blöd? Das war ein sprechender Fisch, im Märchen kann man sich von denen doch immer etwas wünschen. Fahr sofort wieder raus und wünsch dir ein anständiges Haus von ihm, oder willst du ewig in dieser Bruchbude leben?“
Der Fischer tut wie ihm geheißen und hat offensichtlich ein enormes Talent diesen Fisch zu fangen. Bevor er ihn diesmal wieder zurück schmeißt, fordert er ein schickes Haus. Er kommt zurück an Land und da sitzt seine Frau auch schon im schicken Kleinfamilientraum im Grünen. Sie ist glücklich (zumindest vorerst)!
Doch nach zwei Tagen denkt sich die Frau: “Ach, der Mann hätte sich von dem Fisch doch auch gleich einen Palast wünschen können”. Und so schickt sie ihn wieder raus. Zwar ist der Fischer komplett ergeizlos, aber auf Wunsch seiner Frau fährt er wieder raus. Wieder fängt er den Fisch, bekommt den Palast und so geht es dann weiter. Die Frau will Königin, Kaiserin und die erste Päpstin

werden. Der Fischer ist zwar nicht begeistert davon, aber vermutlich ist er selber ein Trennungskind und hat sich vorgenommen, der Ehemann zu werden, den sich seine Mutter immer gewünscht hat. Er will die Wünsche seiner Frau halt ernst nehmen. Im Gegensatz zu seinem Vater, der lieber mit seinen Kumpels ums Eck zog, ist er bereit, sein Talent sprechende Fische zu fangen, zum Gefallen seiner Frau auszunutzen. So fährt er jedes Mal raus und jeder Wunsch seiner Frau wird erfüllt. Doch dann überspannt sie den Bogen. Das Kreditlimit beim sprechenden Fisch ist überzogen, als die Frau dann Gott werden will, weil es ihr nicht gefällt, dass die Sonne morgens von Osten in ihr Schlafzimmer scheint.
Als der Fischer dieses Mal nach Hause kommt, sitzt die Frau wieder in der Bruchbude.
Das Märchen endet hier, aber ich stelle mir gerne vor, dass die Frau heutzutage, wo selbst die Kirche Scheidungen toleriert, ihren Ehemann verlassen würde und dann einen Rosenkrieg über die Bruchbude und das Sorgerecht für die Kinder vom Zaun brechen würde.
Und der Fischer sitzt in seiner „Fischer helfen Fischern"-Gruppe und klagt: "Diese doofe Ex ist schuld: Nie war sie zufrieden. Da kannst Du ja machen, was du willst und es ist trotzdem nicht genug gewesen: Erst ein schönes Haus, dann ein Palast, König, Kaiser und Papst werden. Mann, was kann ich denn dafür, dass dieser blöde Fisch seine Grenzen hat und sie nicht auch noch zum lieben Gott machen kann. Und kaum dass das gescheitert ist, haut sie ab und sucht sich einen anderen Angler. Die hat jetzt Schuld daran, dass ich ohne Kinder und Bruchbude da stehe".
Wohingegen des Fischers Frau bei der „FischerInnenlobby - Fischies wehren sich" sitzt und klagt: "Dieser blöde Fischer! Ohne mich hätte der nie etwas auf die Reihe bekommen. Vollkommen ehrgeizlos. Nicht einmal meine

einfachsten Wünsche hätte er mir erfüllen können, wenn ich ihn nicht wieder raus aufs Meer geschickt hätte. Der ist schuld daran, dass ich mich jetzt alleine um die Kinder kümmern muss und mit einer großen Lücke in der Erwerbsbiographie keinen angemessenen Lebensunterhalt verdienen kann. Natürlich will der die Kinder auch nur haben, um mir den Kindesunterhalt streitig zu machen. Wahrscheinlich hat der sich gleich eine neue (womöglich jüngere) Frau gesucht. Die Kinder werden dann sowieso nur bei seiner neuen Partnerin oder seiner Mutter geparkt, während er sich wieder auf dem Meer vergnügt, wie der das schon in unserer Beziehung getan hat".
So oder ähnlich bekommt man es auch heute oft in diesen Selbsthilfegruppen im Internet zu hören, verbunden mit gut gemeinten Ratschlägen, wie man dem oder der Ex künftig das Leben schwer machen kann. Klar, wenn man sich verletzt fühlt, tut es gut, von Außenstehenden bestätigt zu bekommen, dass der Ex-Partner der Böse war und nicht ich.
Sicher kann man auch in diesem Märchen die Schuldfrage eindeutig verteilen. Die Frau war schuld, weil sie in ihrer Gier den Hals nicht voll bekommen konnte. Vermutlich wäre das auch die frauenmahnende Botschaft, die man den Gebrüdern Grimm unterstellen könnte.
Andererseits ist dieses Märchen eine großartige Bestätigung für Vera Birkenbiehls Behauptung „Männer und Frauen sind absolut inkompatibel, aber wenn sie sich bemühen einander zu verstehen, sind sie zu einem Quantensprung fähig". Schauen wir doch mal, wie das Märchen gelaufen wäre, wenn der Fischer seine Frau nicht geheiratet hätte: Mit seinem kaum zu ertragenden Mangel an Ehrgeiz wäre er weiterhin jeden Tag rausgefahren, hätte sich sein Abendbrot gefangen und würde bis ans Ende seiner Tage in der Bruchbude hausen. Aus seinem Talent, den sprechenden Fisch zu fangen, hät-

te er keinerlei Gewinn gezogen. Und mal ganz ehrlich: Wenn sich der gute Mann mal überlegt hätte, was er selber eigentlich will, hätte er seiner Frau vielleicht einfach Grenzen gesetzt. Die Wünsche seines Partners nimmt man nicht dadurch ernst, dass man sie einfach erfüllt. Oder macht das irgendwer bei seinen Kindern auch so? Ernst genommen hätte der Fischer seine Frau vermutlich, wenn er gefragt hätte, warum sie denn glaubt, nur als PapstIn oder liebe GöttIn glücklich werden zu können. Vielleicht hätte er dann festgestellt, worum es ihr eigentlich bei diesen Wünschen ging. Wenn er klug gewesen wäre, hätte er sich spätestens bei der letzten Fahrt aufs Meer vom Fisch gewünscht, dass seine Frau einfach mal weiß, womit sie dauerhaft glücklich wird und wenn er nach Hause gekommen wäre, hätte sie ihm erzählt, dass sie schon immer Yoga-Lehrerin werden wollte oder gerne mal ein romantisches Candlelight-Dinner im Speisesaal des Palastes mit ihrem Mann gehabt hätte. Es hätte zig Möglichkeiten gegeben, wie das Märchen mit dem Fischer und seiner Frau ohne Bankrott und mit Happy End hätte ausgehen können. Im Zweifelsfall hätte sich der gute Fischer vom Fisch "ein paar Eier" wünschen sollen, um seiner Frau Grenzen zu setzen, damit sie darüber nachdenkt, was sie eigentlich möchte, bevor er das nächste Mal zum Fisch rausfährt.
Egal in welcher Geschlechteraufteilung dieses Märchen als Schablone für eine gescheiterte Beziehung benutzt wird: In den allermeisten Fällen wird sich ein Grund finden lassen, warum beide Schuld am Scheitern der Beziehung tragen.
Und wer sich jetzt fragt, wozu es gut sein soll, seinen Anteil der Schuld zu akzeptieren: Als Opfer bin ich in einer passiven Rolle. Ich trage keine Verantwortung dafür, was mir geschieht. Ich kann nicht gestalten, weil ich keinen Einfluss auf die Situation habe. Vor allem kann ich auch

nichts aus meinen Fehlern lernen, um künftig bessere Beziehungen zu führen. Wozu sollte ich mein eigenes Verhalten in Frage stellen, wenn doch der andere Schuld ist? Wenn es nicht auch meine Schuld ist, dass sich letztes Mal Mr. Right in Mr. Wrong verwandelt hat, habe ich auch keine Möglichkeit zu verhindern, dass der nächste Partner nicht ebenfalls die Verwandlung von Dr. Jekyll zu Mr. Hyde durchmacht.
Wer kennt nicht diese Leute, die sich immer wieder "die gleichen Idioten" als Partner suchen? Erstaunlich oft sind das die Menschen, die haarklein analysieren können, warum der Ex-Partner ein "Idiot" war, der die Schuld an der katastrophalen Beziehung trägt.
Solange keine Kinder involviert sind, mag man nachsichtig mit solchen Menschen sein. Schließlich schadet das Berufsopfer nur sich selber, wenn es nicht aus diesem Beziehungshamsterrad herauskommt. Aber spätestens wenn sie Kinder haben, ist die entscheidende Frage: „Lieben Sie Ihre Kinder mehr als Ihre Opferrolle?"
Wenn Sie den Kindern zuliebe auf die Elternebene wechseln wollen, ist es essentiell wichtig, sich seiner eigenen Verantwortung zu stellen. Nur so können Sie den eigenen Groll gegenüber dem Ex-Partner loslassen und Ihren Frieden auf der Paarebene machen. Andernfalls stehen die Chancen sehr gut, dass Sie Ihr Gefühl „der andere hat Schuld an der Trennung" auf Ihr Kind übertragen. Sie laufen Gefahr, dass Sie bei jedem Elternkonflikt plötzlich wieder in den Paarkonflikt verfallen. Es wird Ihnen schwerfallen vor Ihrem Kind neutral über Ihren Ex-Partner zu sprechen und der Satz „Ich wollte ja nie etwas Schlechtes über deinen Vater/deine Mutter sagen, aber..." wird irgendwann in Ihrem Sprachschatz auftauchen. Letztendlich rauben Sie Ihrem Kind das Recht, seinen anderen Elternteil ebenso unschuldig zu lieben, wie Sie es sich selber von Ihrem Kind wünschen geliebt

zu werden.
Als ich damals großen Groll gegen meine Ex-Frau hatte und mir andere Menschen erzählt haben, dass sie doch ein „berechnendes Miststück" sei (und was man von anderen Trennungsvätern und neuen Partnern sonst noch so zur moralischen Unterstützung gesagt bekommt), hat es mir geholfen, dass ich zum einen meine eigene Menschenkenntnis nicht so sehr in Zweifel ziehen wollte, dass ich mich in ein „berechnendes Miststück" hätte verliebt haben sollen. Noch weniger wollte ich so verantwortungslos gewesen sein, mit so einem „Miststück" auch noch zwei Kinder zu zeugen. Deshalb habe ich versucht, den Fischer in mir zu finden. Und siehe da: Es gab diverse Punkte, bei denen ich rückblickend meinen eigenen Anteil an diesem Konflikt hatte. Vermutlich hätte ich andernfalls auch nicht eine Elternbeziehung aufgebaut, in der wir uns auf Schulveranstaltungen unserer Kinder oder Familienfesten treffen können, ohne uns die Augen auszukratzen.
Und außerdem habe ich mich gerne an den Lieblingssatz meiner Mutter erinnert:
Meine Mutter hatte sich nach 19 Jahren Ehe in einen anderen Mann verliebt und mit mir die gemeinsame Wohnung verlassen. Mein Vater hätte sich natürlich in die Opferrolle begeben und darüber klagen können, dass seine Frau ein "betrügerisches Miststück" ist, aber stattdessen sagte er von sich, dass er sich bei ihr kaum wie der ideale Ehemann verhalten hat. Er ist häufig mit seinen Vereinskollegen um die Häuser gezogen und hat sich mit Voranschreiten der Beziehung immer weniger ins Familienleben eingebracht. Auch wenn es ihn zum damaligen Zeitpunkt zweifellos verletzt hat, betrogen und verlassen zu werden, sagt er aber heute aus voller Überzeugung, dass es das Beste war, was ihm passieren konnte. Er lernte ein Jahr später die Frau kennen, mit der

er noch ein Kind zeugte und mit der er nach 35 Jahren immer noch glücklich verheiratet ist. Wohingegen meine Mutter – wenn sie ihre Sätze nicht gerade mit „Ich wollte ja nie etwas schlechtes über deinen Vater sagen…“ begann - mir gerne erzählte, dass „deine Stiefmutter den Ehemann bekommen hat, den ich gerne gehabt hätte.“ Komischerweise war sie vorher 19 Jahre mit demselben Mann verheiratet gewesen. Die Frage, inwiefern es an ihrem Verhalten lag, dass er sich in ihrer Ehe nicht zu diesem Traummann entwickelte, wollte sie sich nie ernsthaft stellen. Wer weiß, vielleicht hätte sie dann wenigstens später einen vergleichbaren Mann gefunden und ihre Kinder nicht als kleine Soldaten in ihrem Rosenkrieg missbraucht.

Der Text von Lutz Bierend ist an einigen Stellen sicher “schwer verdaulich” und vielleicht hast Du das eine oder andere Mal nach Luft geschnappt. Es sind seine Erfahrungen, die auf seinem Leben beruhen und möglicherweise machst Du vollkommen andere Erfahrungen nach Deiner Trennung. Was jedoch sowohl für Lutz Bierend als auch für mich absolut notwendig ist: Übernimm Deinen Anteil an der Trennung! Es lohnt sich, das verspreche ich Dir!

Liebe heilt (fast) alle Wunden

Im Psalm 34,19 heißt es:

Liebe - nicht Zeit- heilt alle Wunden.

Ein Alles-Versteher für Dein Trennungskind

Trennungszeiten sind für alle Beteiligten mit Herausforderungen verbunden. Und leider sind wir Erwachsenen in dieser häufig schwierigen Übergangszeit bis an unsere persönliche Leistungsgrenze belastet und können unseren Kindern möglicherweise nicht in dem Maße zur Verfügung stehen, wie wir es gerne würden. Keiner hat uns beigebracht, wie eine „einvernehmliche" Trennung geht. Auch wir müssen täglich Neues dazulernen in dieser Zeit. Viele Trennungskinder vermissen die Geborgenheit, den Rückhalt und die Liebe ihrer Eltern.
Die Diplompädagogin Gabriele Pohl empfiehlt Eltern daher, ihre Kinder, Jungen und Mädchen, mit Puppen spielen zu lassen. „Die Puppe war schon immer und ist auch heute noch das wichtigste Spielzeug des Kindes." Mit seiner Puppe geht das Kind durch Höhen und Tiefen, ihr erzählt es alles und hat einen geduldigen Zuhörer und etwas zum lieb-haben. Die Puppe durchlebt und erleidet alles, was das Kind beschäftigt, bedrückt und belastet. Das Kind rekonstruiert mit seiner Puppe seine Wirklichkeit und zusätzlich erlernt es soziale Kompetenz und Empathie.
Das Kind „ist noch nicht wie ein Erwachsener in der Lage, seine Erlebnisse zu reflektieren oder sie in Gedanken vorwegzunehmen. Aber es kann seine Puppe vor sich hinstellen, indem es sie im Spiel aus einer gewissen

Distanz betrachtet und sie damit in seinem Gedächtnis verankert. So kann es später wieder auf die gemachten Erfahrungen zurückgreifen und ist der Situation besser gewachsen. Das Kind kann nicht sagen, wie und warum es spielt. Insofern ist sein Spiel eher ein Akt des Vorfühlens und Nachfühlens als einer des Denkens. Das Kind bringt so Ordnung und Struktur in die Erlebnisse, mit denen es ständig konfrontiert wird."[1]

Gabriele Pohl, Mutter von 5 Kindern, Kinder-, Familien- und Paartherapeutin, Diplompädagogin, gegründete 2001 das Kaspar Hauser Institut für heilende Pädagogik, Kunst und Psychotherapie in Mannheim[2]

Bei den Recherchen zu diesem Buch bin ich auf ein wundervolles Projekt gestoßen, dass ich Dir gerne vorstellen möchte. Dabei geht es um einen besten Freund, einen Seelentröster, etwas zum lieb-haben und einen Alles-Versteher für Dein Trennungskind:

In einem kleinen Örtchen in Niedersachsen wohnt die Patchwork-Familie Lind, die sich auf ganz spezielle und einzigartige Weise um den Trost von Kindern bei Trennung ihrer Eltern kümmert. Dabei hat ihre eigene Patchwork-Konstellation sie auf eine Produktidee gebracht, die Trennungs- und Patchworkkindern sehr effektiv helfen kann: Familie Lind näht **mapapus**.

Ein **mapapu** ist ein personalisiertes Kuscheltier, zusammengenäht aus der Lieblingskleidung der beiden Eltern für ihr Kind. Der bekannte Stoff sowie der darin enthaltene Geruch schaffen auf Anhieb familiäres Vertrauen und Geborgenheit beim Kind. Aus den ihnen zugeschickten symbolkräftigen persönlichen Stoffen wird eine greifbare Erinnerung zum in den Arm nehmen geboren, die auch noch nach Mama und Papa riecht!

Für Trennungskinder entsteht ein **mapapu** aus den T-Shirts der sich trennenden Eltern. In ihm haben die betroffenen Kinder beide Elternteile immer bei sich, egal in welchem Zuhause sie gerade sind. Der **mapapu** hat geheimnisvolle, heilende Kräfte, weil ihn etwas zusammenhält, was für das Kind für immer untrennbar ist, da es selbst aus beiden gemacht ist: Mutter und Vater.
Weiter haben die sich trennenden Eltern die Möglichkeit, ihrem Kind das einzig wichtige, folgende Zeichen in seiner bedrohlichen Situation zu geben:
„Hier ist etwas, das ist genau wie Du, aus dem Stoff Deiner Eltern. Wir gehen zwar getrennte Wege, doch in Dir sind wir für immer vereint! Wir sind und bleiben beide Deine Eltern!“.

Erfahrungen zeigen, dass Trennungskinder ihren **mapapu** lieben und dass ihr Seelentröster die Reisen zwischen Mama und Papa immer mitmacht. Wie mit anderen Puppen oder Kuscheltieren auch, entsteht mit ihnen eine Art Kommunikation. Durch die Symbolstärke „ Mama“ und „Papa“ in ihrem **mapapu** kommunizieren die Kinder mit eben diesen beiden - oder dem Elternteil, das gerade nicht da ist. Probleme können spielerisch angesprochen werden, geschlossene Ventile werden geöffnet!

Der **mapapu** kann helfen, die Trennung der Eltern zu verarbeiten und die Schuldzuweisungen, die sich das Trennungskind oft selbst gibt, zu verringern.

Weitere Informationen zu den **mapapus** und Familie Lind findest Du unter: www.mapapu.de

Trauma vermeiden

Kinder sind wahre Meister im Verdrängen. Selbst nach traumatischen Lebensereignissen wirken Kinder nicht selten äußerlich gut angepasst und „funktionieren“ ohne große Probleme. Ihre Wunden sind häufig unsichtbar. Das führt im Trennungsfall mitunter zu der irrigen Annahme, dass das eigene Kind die Trennung „ganz gut weggesteckt hat“.
Eine Trennung gehört zu den Ereignissen, die das ganze Sein von Eltern einnimmt und viel Kraft bindet, die in den Momenten nicht für die Kinder zur Verfügung steht. Alle Beteiligten befinden sich in einem Zustand von tiefem Schock und Trauer: Die Kernfamilie ist gestorben und mit ihr das Gefühl von Sicherheit, Vertrauen und Zuhause. So glauben viele Trennungskinder, dass das ganze Leben sich von heute auf morgen verändern, zerbrechen kann, ohne eigenes Zutun und ohne dass das Kind selbst Macht darüber hätte, dies aufzuhalten. Selbst wenn Kinder immer wieder Auseinandersetzungen und Streitigkeiten miterleben, leben sie in der Diskrepanz, wieder eine heile Familie haben zu wollen. Aus diesem Grund kämpfen Trennungskinder sehr häufig gegen neue Partner ihrer Eltern, weil sie die vertraute Kernfamilie zurücksehnen. Möglicherweise ist es aus der Sicht der Erwachsenen mit der Trennung besser, als es vorher war, für die Kinder bleibt es eine Erfahrung des Verlusts von Vertrautem, von Sicherheit und Nähe... und darüber müssen Kinder trauern dürfen, weinen, wütend sein und sie müssen sich anlehnen und festhalten können bei vertrauten Menschen, die sie verstehen.

Mein Tipp an alle getrennten Eltern: Nehmt Eure Kinder in den Arm so oft Ihr könnt, haltet sie bewusst und gebt ihnen das Gefühl von Liebe und Geborgenheit! Kümmert

Euch besonders in der schweren Zeit der Trennung um Eure Kinder. Sie brauchen (jetzt ganz besonders) beide Elternteile!

Viele Trennungskinder fühlen sich in ihren Grundbedürfnissen alleine gelassen!

Bei Naturkatastrophen bringen Eltern ihre Kinder ganz instinktiv in Sicherheit, anders bei einer Trennung, da scheinen die Instinkte von einigen Eltern zu versagen. Das scheint jedoch nicht der einzige Stolperstein zu sein, auch das soziale Auffangnetz bleibt in vielen Fällen ungeknüpft, da ziehen sich häufig Freunde, Verwandte, ja sogar die eigene Familie zurück, da Menschen fürchten, Partei ergreifen zu müssen oder zwischen die Fronten einer auseinanderbrechenden Ehegemeinschaft zu geraten. Die Leidtragenden sind dann die beteiligten Kinder, die neben dem Verlust ihrer Kernfamilie auch noch die Folgen alleine bewältigen sollen/ müssen. So wird das trauernde Verarbeiten des Verlusts der Kinder seitens mancher (überforderter) Eltern als Vorwurf gewertet. Und um sich von diesem Vorwurf zu befreien, wird den Kindern die Trauer verweigert.
Eltern machen sich die Situation ihrer Kinder in einer Trennungssituation häufig nicht deutlich genug bewusst. Vielfach bewerten sie die Situation ihrer Kinder vom eigenen Erwachsenen-Standpunkt aus. Kinder sind selten in der Lage sich jemanden zu suchen, der sie versteht und sich um sie kümmert, wenn die Eltern überfordert oder in eigenen Problemen gefangen sind.

Trennung der Eltern ist in der Psyche von Kindern nicht vorgesehen.

Und wenn Du ganz ehrlich zu Dir selbst bist: auch in

Deiner eigenen Psyche ist Trennung nicht vorgesehen - oder? Der Ort, den Kinder mit Sicherheit, Liebe, Nähe und Geborgenheit verknüpfen, zerbricht und damit das Vertrauen in Beziehungen, Liebe und die Welt. Entscheidend dafür, wie Kinder mit der Trennung der Eltern umgehen können, ist das Verhalten der Eltern während der Trennungsphase. Werden Wut, Verletzlichkeit und Kränkungen offen vor den Kindern ausgelebt? Und dienen die Kinder zudem als Auffangbecken für die eigene Überforderung? Kinder sollten niemals das aushalten müssen, was ihre Eltern nicht aushalten können, auch dann nicht, wenn man es den Kindern nicht ansieht. In Krisensituationen bringen Kinder ungeahnte Kräfte auf und sind dann ganz besonders stark für ihre (momentan) schwachen Eltern.

„Bei allem Streit und allen Nervenzusammenbrüchen: Eltern sollten sich so weit zusammenreißen, ihre Liebe weiterhin den Kindern zuzusichern, auch wenn die Liebe zum Partner zu Ende ist.“[3]

Die größte Verantwortung der Eltern ist es, ihre Kinder vor ihren eigenen Gefühlen, Schmerzen und anderen negativen Emotionen zu schützen und sich Hilfe bei Menschen zu suchen, die das aushalten können, wie z.B. Freunde, Verwandte oder – besser - professionelle therapeutische Begleitung. Das gilt vor allem für die Eltern, die glauben das nicht zu brauchen und ihre Kinder ganz unwillkürlich in ihre eigenen Probleme und Herausforderungen mit hineinziehen.

Kinder empfinden ihre eigenen Eltern als „nur gut“ und wenn ein Elternteil geht, bringen Kinder das häufig mit dem eigenen Verhalten und Benehmen in Zusammenhang, auch wenn sie selbst keine Verantwortung tragen. Viele Trennungskinder glauben, wenn ein Elternteil ein-

fach aus ihrem Leben verschwunden ist, kann der andere Elternteil auch einfach verschwinden. Und so fühlen sich viele Kinder verpflichtet, den ausgesprochenen und unausgesprochenen Wünschen des verbliebenen Elternteils gerecht zu werden. Viele Kinder verlieren sich komplett selbst darin, dem Elternteil zu gefallen, aus Angst irgendwann ganz alleine zu sein.
Leider entwickeln sich daraus häufig negative Gefühle für die betroffenen Kinder, wie z.B. das Gefühl zwischen den Stühlen zu sitzen, in Beschimpfungen über einen Elternteil mit einzustimmen oder gar Vermittler zwischen den Eltern sein zu müssen. Dies tun Kinder nicht, weil es ihrer eigenen Wahrheit entspricht oder weil sie einen Elternteil weniger lieb haben, sondern aus seiner persönlichen Not heraus.

Kinder brauchen Mama und Papa

Du liebst Dein Kind, da bin ich absolut sicher und Du willst nur sein Bestes. Durch die Trennung ist Deine heile Welt, bestehend aus Mama, Papa und Kind/ern, zerstört worden und damit vermutlich Dein Vertrauen in Deinen Ex-Partner.
Die Deutschen scheinen sich einig zu sein: „Ein Kind braucht seine Mutter!" Ja, so ist das... und ein Kind braucht für eine gesunde Entwicklung auch seinen Vater. Unabhängig davon, ob der Vater am Familienalltag teilnimmt oder nicht mit seinem Kind zusammen lebt.

(D)ein Kind braucht seinen Vater!

Jede Trennung, auch wenn sie ohne Streitigkeiten ver-

läuft, bringt Schmerzen und Verletzungen mit sich, besonders für Kinder. So leiden Trennungskinder häufig unter der Angst, dass die Eltern sich auch von ihrem Kind entlieben könnten.
Beim Aufwachsen und Erziehen von Kindern liegt meistens bei den Müttern die Aufgabe, ihre Kinder vor emotionalen Schmerzen und Verletzungen zu schützen. Verständlicherweise geht jeder Mensch von seinen eigenen Erfahrungen, Werten und Bewertungen aus. Tragischerweise ist es in Trennungssituationen häufig so, dass Mütter ihre Kinder vor ihren eigenen Schmerzen und schlechten Erfahrungen zu schützen versuchen und diese Schmerzen hängen dann häufig mit dem Ex-Partner, dem Vater des Kindes zusammen. Das heißt im Klartext, die betroffene Mutter projiziert ihre eigenen Schmerzen auf ihr Kind und versucht das Kind vor ihren eigenen Schmerzen zu schützen und entzieht dem Kind damit den Vater. In vielen Fällen geschieht das unbewusst aufgrund nicht verarbeiteter Verletzungen auf der Paarebene. Bei Eltern, die beidseitig Verantwortung für ihr Kind auf der Elternebene übernehmen, ist dieses Phänomen nur selten anzutreffen.

Kinder- und Entwicklungspsychologen sind sich einig, dass Kinder zu einer gesunden Entwicklung sowohl Mutter als auch Vater als Rollenmodell benötigen.

Viele Väter bekommen immer wieder zu hören, dass ein Kind bei seiner Mutter sowieso am besten aufgehoben ist. Wer regelmäßig zu spüren bekommt, nicht so wichtig zu sein, der nimmt sich selbst nicht mehr wichtig... und so ziehen sich viele Väter, vor allem nach einer Trennung, zurück. Das Dilemma beginnt meist jedoch viel früher, wie das nachfolgende Beispiel von Dirk verdeutlicht:

Dirk ist gehobener Angestellter in einer Bank. Über viele Jahre nimmt er tägliche Fahrzeiten von 2 Stunden auf sich, um der Familie das Wohnen auf dem Land, nahe bei Eltern und Schwiegereltern, zu ermöglichen. In seiner knappen Freizeit hat er mit seinem Schwiegervater und Freunden ein großes, luxuriöses Haus gebaut, vor allem, um seiner Frau und den Kindern einen gehobenen Lebensstandard zu bieten. Seine beiden Kinder verbringen die allermeiste Zeit bei der Mama und da sie noch klein sind, sehen sie ihren Papa, der nach der Arbeit direkt zur Baustelle fährt, die ganze Woche nicht. Mit der Zeit wächst der Unmut in der jungen Frau und der Frust darüber, vollkommen alleine für die Kinder und die Erziehung verantwortlich zu sein. Gleichzeitig hat sie immer häufiger das Gefühl, dass es ihre Kinder sind und dass ihr Mann sowieso keine Ahnung von ihnen hat. Und so beantwortet sie die Fragen der Kinder, wo der Papa ist, mit: „Der hat keine Zeit für uns“. Noch während der Bauphase wird ihr Mann befördert, was neben einer höheren Verantwortung und längerer Arbeitszeit auch ein deutliches gestiegenes Einkommen mit sich bringt. Das Einkommensplus wird von der jungen Mutter gerne angenommen. Zurückblickend sagt Dirk: „Ich habe einen hohen Preis für ein riesiges Haus, zwei schicke Autos und zwei Urlaube im Jahr gezahlt, denn ich habe die Entwicklung meiner Kinder verpasst und meine Ehe verloren“.
Kurze Zeit später trennt sich das Paar. Die Kinder bleiben bei der Mutter im Haus, während der Vater eine kleine Wohnung im Nachbarort bezieht, sodass die Kinder mit dem Schulbus direkt zu ihm fahren können. Aber die Kinder kommen nur selten und schon bald gar nicht mehr. Immer häufiger bekommen sie von der Mutter und ihrer Familie gesagt, dass ihr Papa sich nie für sie interessiert hat und warum er das jetzt tun sollte. Dirk zahlt jeden Monat Unterhalt für seine Kinder und bekommt auf dem

juristischen Weg das Recht zugesprochen, seine Kinder alle zwei Wochen am Wochenende bei sich zu haben. Monatelang fährt der Vater alle zwei Wochen, um seine Kinder abzuholen. Immer wieder wird er an der Haustür abgefertigt mit der Aussage, dass seine Kinder ihn nicht sehen wollen. Seinen Sohn und seine Tochter bekommt er nur ganz selten zwischen Tür und Angel zu Gesicht. Der Frust auf allen Seiten steigt. Und als seine Ex-Frau mehr Unterhalt von ihm verlangt, da sie ja ganz allein für die Kinder verantwortlich ist, zieht sich Dirk vollkommen zurück. Er bezahlt weiter den vom Gericht festgelegten Unterhalt, aber, und das ist das Tragische, seine Kinder hat er seitdem nicht mehr gesehen.
Das Drama der Vaterentbehrung nimmt wie bei so vielen Trennungskindern seinen Lauf.
Selbst wenn sich nicht bei sämtlichen Trennungskindern unmittelbar Auswirkungen zeigen, ist eine Trennung ein traumatischer Lebenseinschnitt für jedes Kind und dieser Einschnitt wirkt sich vermutlich auf das spätere Beziehungsleben der Trennungskinder aus.
Traumatisch bedeutet in diesem Fall, dass Kinder aus den Lebensverhältnissen herausgerissen werden, die bislang Basis ihres praktischen und emotionalen Lebens waren. Kindern wird mit der Trennung die innere Heimat genommen, die jeder Mensch braucht. Demzufolge erleben Kinder die Trennung ihrer Eltern als Trennung eines Elternteils von sich selbst.

Um die traumatischen Auswirkungen auf die Kinder so gering wie möglich zu halten, ist es von entscheidender Wichtigkeit, dass die Eltern einen Weg der Trennung finden, der nicht gleichbedeutend mit einer totalen emotionalen Trennung von einem Elternteil ist.

Ein häufig von Müttern vorgebrachtes Argument ist, dass

der Ex-Partner (evtl. mit neuer Partnerin) vollkommen andere Erziehungsansätze hat, als sie selbst und dass das ihr Kind verunsichere. In vielen Fällen steckt die persönliche Angst einer Mutter dahinter, ihr Kind an den Vater und eine mögliche neue Lebensgefährtin zu verlieren, ihrem Kind nicht genug bieten zu können, außer dem Alltag, oder nicht mehr gut genug zu sein. All das sind vollkommen nachvollziehbare Gedankengänge nach einer Trennung, die viele Mütter betreffen. In den allermeisten Fällen sind eher die Mütter verunsichert und übertragen diese Verunsicherung auf die Kinder.
Unterschiedliche Erziehungsansätze sind völlig in Ordnung, Kinder können sich problemlos zurechtfinden, wenn einige wesentliche Punkte beachtet werden:

- Loyalität zwischen beiden Elternteilen ist extrem wichtig und absolut unverzichtbar.
- Die Elternteile dürfen sich nicht gegeneinander ausspielen lassen.
- Unterschiedliche Erziehungsvorstellungen sollten nicht zum Streitpunkt werden und vor allem sollten diese **niemals** vor den Kindern ausdiskutiert werden.

Kinder brauchen beide Erziehungstypen, den von Mutter und Vater, weil diese so unterschiedlich sind, sich sehr sinnvoll ergänzen und so Kinder zu Selbstbewusstsein und Dialogfähigkeit befähigen.

Väter trauen in der Regel ihren Kindern mehr zu als Mütter, spornen sie an, auch mal bis an ihre Grenzen zu gehen. Das macht Kinder stolz und damit wächst ihr Selbstvertrauen. Außerdem ist das Vorbild des Vaters prägend für offene, selbstbewusste und vertrauensvolle Beziehungen. Während Mütter gegenüber ihren Kindern

Liebe, Sorgen, Ärger und ähnliches verbalisieren und ihnen damit Dialogfähigkeit vermitteln. Sie legen damit den Grundstein für gelingende Partnerschaften.
Sowohl Töchter als auch Söhne brauchen Mutter und Vater zum liebhaben und damit sie später selbstbewusste Männer und Frauen werden können. So lernen Kinder am gleichgeschlechtlichen Elternteil, was es bedeutet, Frau oder Mann zu sein. Jungen, die nur wenig Kontakt zu ihrem Vater haben, tun sich später häufig schwer, ihre Rolle als Mann auszufüllen, da sie sich nicht an ihrem Vater orientieren können. Am gegengeschlechtlichen Elternteil erlernen Kinder und Jugendliche in der Familie den Umgang mit dem „anderen Geschlecht".

Mütter und Väter unterscheiden sich vor allem auch in der Art und Weise mit ihren Kindern zu spielen. So spielen Väter grobmotorischer, körperbetonter, sportlicher und - mit zunehmendem Alter ihrer Kinder - wettbewerbsorientierter. Häufig sind vaterlos aufgewachsene Kinder und Jugendliche, denen diese männlichen, konkurrenzbejahenden Umgangsformen nicht vertraut sind, ängstlicher und unsicherer. Zudem mangelt es ihnen nicht selten an Selbstbewusstsein, außerdem haben sie häufig Probleme, sich auf neue Situationen und fremde Menschen einzustellen. Bei Jungen führt es mitunter zu provokantem, unangepasstem Verhalten, während Mädchen eher zu ängstlichem und zurückgezogenem Verhalten tendieren. Beides kann zu schulischen Problemen führen und zieht oftmals schlechtere Schulabschlüsse nach sich.

In der Regel setzen Väter engere Grenzen und fordern deren Einhaltung unnachgiebiger ein als Mütter. Dabei ist die Erfahrung klar gesetzter und einzuhaltender Grenzen eine wichtige in der Entwicklung von Kindern und

Jugendlichen. Der Mangel an väterlicher Autorität ist ein herausragender Problemanzeiger in der heutigen Zeit: Jungen mit schwach ausgeprägtem Selbstbewusstsein tendieren häufiger dazu, sich männliche Vorbilder in „Peergroups“, in „Gangs“ auf Straße und/ oder Schulhof zu suchen oder sie in gewaltbereiten Actionhelden zu finden.
Mädchen hingegen laufen auf der Suche nach männlicher Zuwendung der Vaterfigur hinterher. So wundert es nicht, dass vaterlos aufgewachsene Mädchen häufiger Männer im Alter ihres Vaters als Freund oder Lebensgefährten haben. Ebenso lässt sich ein deutliches Risiko an Frühschwangerschaften nachweisen.

Kinder leiden in unterschiedlichem Maße unter einer Vaterentbehrung und bringen dies auf vielfältige Weise zum Ausdruck. Streitigkeiten, Auseinandersetzungen und Verletzungen auf der Paarebene sollten dem Kontakt zwischen Vätern und ihren Kindern nicht im Weg stehen und da gelöst werden, wo sie entstanden sind, nämlich zwischen dem Paar.
Jedes Kind liebt Papa und Mama bedingungslos und hat sein persönliches Recht auf beide Elternteile, so schwer das für jeden Einzelnen auch sein mag.
Denn: Das Vorhandensein von Mutter und Vater ist die allerbeste Startbedingung für ein glückliches Leben für jedes Kind.

Elterliche Sorge im Fall der Scheidung

Seit Inkrafttreten des Kindschaftsrechtsreformgesetzes (KindRG) am 01. Juli 1998 ist im Fall der Scheidung eine familiengerichtliche Entscheidung über die elterliche Sorge im Regelfall nicht notwendig. Vielmehr geht das Bürgerliche Gesetzbuch (BGB) davon aus, dass im Regelfall nach Trennung und / oder Scheidung die Eltern weiterhin gemeinsam die elterliche Sorge ausüben. § 1687 BGB regelt die Ausübung der gemeinsamen Sorge bei Getrenntleben. „Der Elternteil, bei dem sich das Kind [...] gewöhnlich aufhält, hat die Befugnis zur alleinigen Entscheidung in Angelegenheiten des täglichen Lebens" (§ 1687 Absatz 1 Satz 2 BGB). Gegenseitiges Einvernehmen ist erforderlich „bei Entscheidungen in Angelegenheiten, deren Regelung für das Kind von erheblicher Bedeutung ist" (§ 1687 Absatz 1 Satz 1 BGB).

Gemeinsames Sorgerecht auf Eltern-Ebene

Das gemeinsame Sorgerecht bedeutet, lebenslang als Eltern verbunden zu sein. Der wichtigste Bestandteil dessen ist Kommunikation und damit diese zwischen den ehemaligen Partnern gut funktioniert, bedarf es einer neuen Kommunikationsbasis- nämlich einer auf Eltern-Ebene. Besonders wichtig ist es, die beiden Ebenen zwischen dem Paar und den Eltern ganz klar voneinander zu trennen!
Möglicherweise seid Ihr als Paar nicht im Guten auseinander gegangen und Schuldzuweisungen, Ablehnung, Wut und Ärger sind die vorherrschenden Emotionen auf Eurer Paar-Ebene. Das ist in Ordnung und bedarf in vielen Fällen der Zeit und dem Abstand, um sich ein menschliches Verhältnis miteinander zu erarbeiten. Vater und Mutter des Kindes nehmen eine andere Stellung ein. Hier ist es Dir und Deinem Partner nicht selbst überlassen, ob Ihr miteinander sprecht. Euer Kind ist auf Eure Kommunikation angewiesen!

Gemeinsames Sorgerecht funktioniert ohne Kommunikation nicht oder nur ganz ganz schwer. Häufig wird Kommunikation an dieser Stelle missverstanden, es geht hier nicht um einen gemeinsamen „Kaffeeklatsch“ oder einen allgemeinen Austausch über Dein Leben und das des Anderen.

Bei der Kommunikation auf Eltern-Ebene geht es ausschließlich um das Kind und seine Belange.

So müssen Informationen das Kind betreffend von einem zum anderen gelangen und gemeinsame Entscheidungen müssen möglich sein, ohne das Kind mit einzubeziehen oder als Boten zu „nutzen“.
Dies scheitert leider häufig an der Unfähigkeit als ehemaliges Paar gemeinsame Entscheidungen zu treffen, bzw. sich einig zu werden. Das wiederum scheitert in vielen Fällen an einem Elternteil, der unter gemeinsamer Entscheidung verstanden wissen will, dass der eigenen Haltung zugestimmt und diese dann auch umgesetzt wird. Und hier geht es häufig nicht nur um Kleinigkeiten, die das Kind betreffen, sondern auch um Weichen stellende Entscheidungen, wie die Schulwahl oder Ähnliches. Erschreckenderweise geht es hier in vielen Fällen nicht um das Wohl des Kindes und um Entscheidungen, die dem eigenen Kind dienen. Allzu oft steht recht haben müssen im Vordergrund, anstelle eine Lösung zu finden. Außerdem ist Macht und der Einfluss auf das Kind und sein Leben ein nicht zu unterschätzender Aspekt... und dahinter steht das menschliche Bedürfnis nach Liebe und Anerkennung, welches auch getrennte Eltern nicht von sich weisen können.

Frag Dich bei der Kommunikation mit dem Vater/Mutter Deines Kindes immer wieder: „Sind wir in der Lage, gemeinsam Ergebnisse zu erzielen?“ Und hier geht es nicht um Freundlichkeiten, sondern einzig und allein um Ergebnisse im Sinne Eures Kindes! Dies darf und sollte im besten Falle auch freundlich stattfinden ;) Jedoch ist die Art der Kommunikation nicht ausschlaggebend, sondern ausschließlich die Fähigkeit, gemeinsam Lösungen, Übereinkünfte und gemeinsame Entscheidungen zu erzielen. Viele Menschen glauben, nur weil sie den Partner nicht mehr lieben und keine Lust verspüren mit ihm/ ihr zu sprechen, wäre keine Kommunikation möglich. Bitte erinnert Euch beide: **„Es geht ausschließlich um die Kommunikation im Sinne des Kindes!“**

Ist es den Eltern nicht möglich, in persönlichen Gesprächen zu einer konstruktiven Kommunikation zu gelangen, stehen ihnen zahlreiche Möglichkeiten zur Verfügung, wie z.B. die Mediation, eine Erziehungsberatung oder auch eine Umgangspflegschaft. Diese, jeweils von einer Fachkraft begleiteten Aufeinandertreffen sollen die Eltern dabei unterstützen, bei der Entwicklung einer konstruktiven Kommunikationsebene zu helfen.
Mein Tipp an alle getrennten Eltern, die Probleme mit der Kommunikation haben: „Professionelle Unterstützung ist keine Schande, wenn Ihr selbst nicht weiterkommt und davon profitiert sowohl Euer Kind als auch Ihr persönlich.“ Vor allem erspart eine funktionierende Kommunikation täglichen Ärger, Stress und sich unverstanden - oder unfair behandelt fühlen... und das schafft inneren Frieden!

„Ein Bock alleine stößt nicht“

Zu einer funktionierenden Kommunikation zum Wohle des Kindes gehören immer zwei Elternteile und so liegt das Gelingen mit in Deiner Verantwortung (Übernimm

Deinen Anteil an der Trennung, Seite 42). In diesem Zusammenhang höre ich immer wieder: „Ich will ja Kommunikation, aber der/ die Andere nicht“!
Aus meiner Sicht der wichtigste Aspekt vorweg:
Nicht-Kommunikation ist keine Option, die nach einer Trennung in Erwägung gezogen werden kann, wenn Ihr gemeinsame Kinder habt! Wichtig ist die Frage, wer von beiden in der Lage ist, den Kommunikationsfaden (immer wieder) aufzunehmen um zu Lösungen zu gelangen?

Die folgenden Punkte können Dich dabei unterstützen:

- Schau auch bei Dir nach möglichen Ursachen, die die Kommunikation zu Deinem Ex-Partner behindern, blockieren oder einfach nur stören. Geh niemals davon aus, dass das Problem ausschließlich beim Anderen zu suchen ist.
- Biete **immer** wieder Gesprächsmöglichkeiten an und werde nie müde es zu tun!
- Biete vor allem dann Gesprächsmöglichkeiten an, wenn Du absolut sicher bist, dass diese abgelehnt werden.
- Bleib auf jeden Fall sachlich **und** beharrlich. Es geht um Dein Kind!
- Laufende Beratungen solltest Du niemals abbrechen, weil die/ der Andere nicht gesprächsbereit ist.
- Trau Dich qualifizierte Hilfe in Anspruch zu nehmen!

Vor Gericht wird es immer wichtiger, das glaubhafte Bestreben Kommunikation wiederherzustellen, nachweisen zu können. Denn Gerichte lassen sich heute durchaus vorlegen, welcher der beiden Elternteile Kommunikation immer wieder abgeblockt und andauernd und möglicherweise grundlos ein lösungsorientiertes Miteinander auf

Elternebene unmöglich gemacht hat.
Als Elternteil bist Du verpflichtet, Dich um eine funktionierende Trennungsumsetzung zum Wohle Deines Kindes zu bemühen.

Du bleibst Dein Leben lang Elternteil Deines Kindes.
Von Deinem Kind kannst DU Dich nicht scheiden lassen, diese Verbindung besteht lebenslänglich. Aus diesem Grund bleibt die Trennung mit Kind eine unvollkommene Trennung.
Eine wunderbare Richtschnur, die alles beinhaltet, ist das lateinische Zitat:
Clara Pacta - boni Amici!, was soviel bedeutet wie: Klare Absprachen schaffen gute Freunde!
Übertragen auf die gemeinsame Elternschaft heißt das: Trefft klare Absprachen und erschafft ein klares Konzept für ein gemeinsames Miteinander, welches sich ausschließlich auf die gemeinsame Elternschaft bezieht. Schafft ein gutes Miteinander zum Wohle des Kindes... das erspart Euch auf Dauer und mit steter Umsetzung Ärger, Frustration, gerichtliche Auseinandersetzungen und Ähnliches.

Aus meiner Sicht ist das wichtigste Ziel bei einer Trennung, die Kinder aus den Paarkonflikten rauszuhalten. Kinder sind nie an Paarkonflikten „schuld". Kinder leben plötzlich aufgrund der Entscheidungen ihrer Eltern in einer Lebenssituation, die sie sich selbst nicht ausgesucht haben und in den allerwenigsten Fällen ausgesucht hätten.

Deshalb halte ich es für unabdingbar, das Wohl des Kindes in den Mittelpunkt des nachehelichen Miteinanders zu stellen.
Dabei bin ich mir bewusst, welch große Herausforderung

dieser Anspruch an Betroffene stellt. Und dennoch bleibt dies ein guter Vorsatz den Trennungseltern im Auge und Herzen behalten sollten. Es lohnt sich im Sinne Deines Trennungskindes!
Abschließend der Tipp einer Mutter, die sich vor 10 Jahren mit noch sehr kleinen Kindern (1 und 3 Jahre alt) von ihrem Mann getrennt hat und die heute sagt:

„Ich möchte bestimmt nicht behaupten, dass ich alles richtig mache, aber meine beiden entwickeln sich bisher ziemlich „normal“.“

Und hier ihr Tipp für „glückliche Trennungskinder“:

„Ich finde, dass der Kontakt zum anderen Elternteil ganz wesentlich ist und zwar völlig unabhängig davon, wie es mir damit geht. Da habe ich meine Gefühle wirklich zurückzustellen, denn die Kinder können nun mal gar nichts dafür, dass ihre Eltern sich nicht mehr lieben. Sehr oft habe ich dazu die Faust in der Tasche machen müssen … als die Kinder noch klein waren, habe ich den Wechsel zwischen beiden Haushalten einfach als ganz normale Selbstverständlichkeit gelebt. Vielleicht hat das auch dazu beigetragen, dass dieser Rhythmus bis heute von den Kindern nie in Frage gestellt wurde. Von Beginn an hat mein Ex-Mann auch zwischen den Besuchen häufig mit den Kindern telefoniert und damit ein festes Band zu ihnen geschnürt.
Jetzt, wo die Kinder älter werden, versuche ich ihnen zu vermitteln, dass sie durch die Trennung auch das Geschenk bekommen, doch recht verschiedene Lebensmodelle zu erleben, um daraus später ihren eigenen Weg zu finden. Wenn also beim Vater bspw. immer alles extrem ordentlich sein muss, dann sehen sie dort die Vorteile, die das hat und bei mir erleben sie es halt etwas anders. Sie können ganz praktisch erproben, was besser

zu ihnen passt! Außerdem sehen sie, dass ein und die gleiche Situation in beiden Haushalten sehr unterschiedlich gehandhabt wird. Darüber sprechen wir sehr offen und - ganz wichtig - sie dürfen sich zu beiden Welten ihre Meinung bilden und im Zweifel auch meinen Weg blöd finden. „Jeder ist anders komisch", hat schon meine Oma gesagt und das ist eine meiner Erziehungsmaximen!
Im Übrigen: „Viele Themen des Alltags würden sich auch stellen, wenn wir noch zusammen wären. Denn auch dann ist man sich ja nicht immer in allen Erziehungsfragen einig. Diese Einsicht hilft mir immer wieder, die nötige Gelassenheit zurückzugewinnen!"

Beratung im Fall der Trennung und / oder Scheidung (§ 17 SGB VIII)

Gemäß § 17 SGB VIII (Sozialgesetzbuch – Achtes Buch – Kinder- und Jugendhilfe) haben Mütter und Väter im Fall der Trennung und / oder Scheidung Anspruch auf Beratung (verbindlicher Rechtsanspruch). Ziel der Beratung ist, „die Bedingungen für eine dem Wohl des Kindes oder des Jugendlichen förderliche Wahrnehmung der Elternverantwortung zu schaffen" (§ 17 Absatz 1 Nr. 3 SGB VIII). Im Rahmen der Beratung „sind Eltern unter angemessener Beteiligung des betroffenen Kindes oder Jugendlichen bei der Entwicklung eines einvernehmlichen Konzepts für die Wahrnehmung der elterlichen Sorge und der elterlichen Verantwortung zu unterstützen" (§ 17 Absatz 2 SGB VIII).
Die Beratung im Fall der Trennung und / oder Scheidung erfolgt kostenlos durch Fachkräfte (in der Regel Sozialarbeiter / Sozialpädagogen) des zuständigen Jugendamtes. Auch wenn die Beratung auf die Entwicklung eines ein-

vernehmlichen Konzepts für die Ausübung der gemeinsamen Sorge zielt, ist die gemeinsame Inanspruchnahme des Beratungsangebotes durch beide Elternteile keine notwendige Voraussetzung für die Leistungsgewährung.

Familiengerichtliche Verfahren bei Trennung und / oder Scheidung

Im Fall der Trennung und / oder Scheidung wird ein familiengerichtliches Verfahren notwendig, wenn die Eltern sich nicht auf ein einvernehmliches Konzept für die Ausübung der gemeinsamen Sorge verständigen können. Gemäß § 156 Absatz 1 Satz 1 des Gesetzes über das Verfahren in Familiensachen und in den Angelegenheiten der freiwilligen Gerichtsbarkeit (FamFG) soll das Familiengericht in Verfahren, „die die elterliche Sorge bei Trennung und Scheidung [...] betreffen, in jeder Lage des Verfahrens auf ein Einvernehmen der Beteiligten hinwirken, wenn dies dem Kindeswohl nicht widerspricht". „Auf Möglichkeiten der Beratung durch die Beratungsstellen und -dienste der Träger der Kinder- und Jugendhilfe" (siehe oben) ist hinzuweisen (§ 156 Absatz 1 Satz 2 FamFG), die Teilnahme der Eltern an einer Beratung kann durch Beschluss des Familiengerichts angeordnet werden 156 Absatz 1 Satz 4 FamFG). Zudem kann das Gericht anordnen, „dass die Eltern einzeln oder gemeinsam an einem kostenfreien Informationsgespräch über Mediation oder über eine sonstige Möglichkeit der außergerichtlichen Konfliktbeilegung [...] teilnehmen" (§ 156 Absatz 1 Satz 3 FamFG), die Anordnung der Inanspruchnahme einer Mediation ist jedoch nicht möglich. Ebenso wenig ist eine Durchsetzung der familiengerichtlichen Anordnungen mit Zwangsmitteln möglich (§ 156 Absatz 1 Satz 3 FamFG).

Gemäß § 159 Absatz 1 Satz 1 FamFG sind Kinder, wenn sie das 14. Lebensjahr vollendet haben, in familiengerichtlichen Verfahren persönlich anzuhören. „Hat das Kind das 14. Lebensjahr noch nicht vollendet, ist es persönlich anzuhören, wenn die Neigungen, Bindungen oder der Wille des Kindes für die Entscheidung von Bedeutung sind" (§ 159 Absatz 2 FamFG). Im Rahmen der persönlichen Anhörung soll das Kind „über den Gegenstand, Ablauf und möglichen Ausgang des Verfahrens in einer geeigneten und seinem Alter entsprechenden Weise informiert werden" (§ 159 Absatz 4 Satz 1 FamFG). Gemäß § 162 SGB VIII hat das Familiengericht „in Verfahren, die die Person des Kindes betreffen, das Jugendamt anzuhören" (Anhörungspflicht des Familiengerichts). § 50 Absatz 1 Satz 2 SGB VIII verpflichtet das Jugendamt zur Mitwirkung in Verfahren vor den Familiengerichten (Mitwirkungspflicht des Jugendamts). Auch im Rahmen eines familiengerichtlichen Verfahrens bei Trennung und / oder Scheidung ist das Jugendamt zur Mitwirkung verpflichtet und anzuhören. Das Jugendamt informiert über bereits erbrachte Leistungen (z.B. eine Beratung gemäß § 17 SGB VIII im Vorfeld des familiengerichtlichen Verfahrens), „bringt erzieherische und soziale Gesichtspunkte zur Entwicklung des Kindes oder des Jugendlichen ein und weist auf weitere Möglichkeiten der Hilfe hin" (§ 50 Absatz 2 Satz 1 SGB VIII). Das Jugendamt ist nicht verpflichtet, im Rahmen seiner Stellungnahme einen Entscheidungsvorschlag zu formulieren.

Umgang des Kindes mit den Eltern (§1684 BGB)

Gemäß § 1684 Absatz 1 BGB hat ein Kind „das Recht auf Umgang mit jedem Elternteil; jeder Elternteil ist zum Umgang mit dem Kind verpflichtet und berechtigt". „Die Eltern haben alles zu unterlassen, was das Verhältnis des Kindes zum jeweils anderen Elternteil beeinträchtigt“ (§ 1684 Absatz 2 Satz 1 BGB), das Familiengericht „kann die Beteiligten durch Anordnungen zur Erfüllung [...] anhalten (§ 1684 Absatz 3 Satz 2 BGB). Darüber hinaus kann das Familiengericht eine Umgangspflegschaft anordnen (§ 1684 Absatz 3 Satz 3 BGB). „Die Umgangspflegschaft umfasst das Recht, die Herausgabe des Kindes zur Durchführung des Umgangs zu verlangen und für die Dauer des Umgangs dessen Aufenthalt zu bestimmen“ (§ 1684 Absatz 3 Satz 4 BGB).

Der „entsorgte Vater“

Hast Du als Mama einen guten Weg gefunden mit Deinem Ex-Partner umzugehen und Eure gemeinsamen Kinder haben Kontakt zu ihrem Papa? Das ist prima und Du kannst dieses Kapitel außer Acht lassen.

In diesem Kapitel geht es vorrangig um die Auswirkungen auf vaterlos aufwachsende Kinder.
Ausdrücklich hinweisen möchte ich, dass nicht die Rede von Vätern ist, die häusliche Gewalt verüben oder Missbrauch begehen oder Drogen-/ Suchtprobleme haben. Zudem ist mir bekannt, dass es Väter gibt, die von sich aus den Kontakt und die Beziehung zu ihrem Kind abbrechen. Auch um solche Väter geht es in diesem Kapitel nicht. Wenn Dein Ex-Partner ein solcher Vater ist, wird Dich dieses Kapitel sicher an manchen Stellen verärgern, möglicherweise findest Du jedoch den einen oder anderen Aspekt, der Dich unterstützt, denn das ist mein Anliegen.

Lange habe ich überlegt, ob ich dieses sehr emotionsgeladene Thema in das Buch aufnehme und aus zwei Gründen habe ich mich dafür entschieden:

1. Das Thema bedeutet für ALLE Beteiligten großes Leid: für die beteiligten Kinder, den beteiligten Vater, die beteiligte Mutter (obwohl sie ihr Leid häufig nicht wahrhaben will oder nicht erkennt) und sofern - es sie gibt - alle Menschen der neuen Beziehungen von Papa und Mama.
2. Auf vielfältigen Wunsch einiger „entsorgter Väter", unter anderem auch von meinem eigenen Mann, die sich häufig ohnmächtig in einer Situation sehen, die sie selbst glauben nicht ändern zu können.

Der guten Lesbarkeit halber schreibe ich in diesem Kapitel vom „Papa und seinem Kind", womit ich selbstverständlich auch zwei und mehrere Kinder meine.

Mein Mann Michael und ich leben seit 2002 mit meinen drei Kindern zusammen. Zu Beginn unserer Beziehung kamen sein Sohn und seine Tochter regelmäßig und - wie ich glaube - gerne zu uns. Wenn wir mit den fünf Kindern unterwegs waren, haben wir häufig gehört: „Wie aus einem Guss" oder „wie die Orgelpfeifen - das habt ihr aber toll hin bekommen". Wir hatten viel Spaß miteinander und das haben viele Menschen wahrgenommen. Das hat uns gefreut, hat es uns doch gezeigt, dass die Kinder sich untereinander gut verstanden haben und dass wir als Patchworkfamilie gut zusammengewachsen schienen. Die traurige Wahrheit ist leider eine andere und diese Wahrheit hat ganz viel mit Angst und Ablehnung zu tun. Ich bin auch Mama und kenne diese Angst, die von Mama Besitz ergreifen kann, wenn die eigenen Kinder sich bei der neuen Frau des Ex-Partners wohlfühlen und gerne da sind. Die Angst meine Kinder an diese neue Frau „meines Mannes" zu verlieren, diese furchtbare Angst nicht gut genug zu sein, ist auch mir nach der Trennung vom Vater meiner Kinder begegnet. Heute bin ich dankbar für diese Angst, hat sie mich doch gelehrt, wie unglaublich loyal und bedingungslos (meine) Kinder lieben und wie unbegründet meine Angst war. Wunderbarerweise sind mein Ex-Mann, die Kinder und ich durch das Aussprechen und Durchleben dieser Angst und deren Bewältigung zu einem starken Team geworden. Ehrlich gesagt war das alles andere als leicht, aber es hat sich gelohnt!

Anders mein Mann und seine Ex-Frau. Trotz unendlich vieler Bemühungen ist auch nach über 10 Jahren keinerlei Kommunikation zwischen den Ex-Partnern möglich. Rückblickend sprechen wir seit vielen Jahren vom „entsorgten Vater“ und das lange bevor der gleichnamige Film von Douglas Wolfsperger in die Kinos kam. „Fünf Jahre lang musste Filmemacher Douglas Wolfsperger (...) erleben, wie seine ehemalige Lebensgefährtin den Kontakt zwischen ihm und seiner Tochter boykottierte. Als er per Gerichtsbeschluss dazu aufgefordert wird, sich endgültig von ihr zu verabschieden, beschließt er, durch einen Dokumentarfilm auf sein Schicksal aufmerksam zu machen.“[4] Weitere Infos zum Film findest Du hier: www.Der-Entsorgte-Vater.de

Wolfsperger schreibt auf dem Cover weiter: „Wenn der Hass der Mutter auf den Vater stärker ist, als die Liebe zum gemeinsamen Kind, hast du keine Chance“[5]. Ich möchte hier nicht weiter auf den Film „Der entsorgte Vater“ eingehen. Falls Du selbst betroffen bist oder mit einem „entsorgten Vater“ zusammen lebst, kannst Du den Film erwerben und Dir eine eigene Meinung bilden.
Die vorherrschende Meinung in Deutschland ist immer noch: „Ein Kind gehört zu seiner Mutter“. Und so sind immer mehr getrennt lebende und alleinerziehende Mütter gefordert, die Frage „Wie viel Vater braucht mein Kind?“ zu beantworten. Ebenso stellen sich viele Väter, die nicht

mit ihren Kindern zusammen leben, Fragen wie: „Wie wichtig bin ich für mein Kind?“
Viele Väter bekommen immer wieder zu hören, dass ein Kind bei seiner Mutter sowieso am besten aufgehoben ist. Wer unablässig zu spüren bekommt, nicht so wichtig zu sein, der nimmt sich selbst irgendwann nicht mehr wichtig. Und so ziehen sich viele Väter vor allem nach der Trennung zurück. Vielleicht denkst Du (Papa) ja, dass Du Deinem Kind nichts zu bieten hast. Das Wichtigste für Dein Kind ist jedoch, dass Du da bist, wenn es Dich braucht. Es will Zeit mit Dir verbringen und Spaß mit Dir haben. Es möchte, dass Du Dich interessierst und dass Du es lieb hast. Wenn Dein Kind spürt, dass es sich auf Dich verlassen kann, gibst Du ihm Sicherheit und Vertrauen. Überleg Dir genau, was Du Dir von Deinem Vater gewünscht hättest. Das kann Dir helfen, Dir klar darüber zu werden, was Du Deinem Kind geben willst.
Jedes Kind hat das Recht, seine „andere“ Hälfte kennenzulernen und Zeit mit ihm zu verbringen! Vergiss‘ das nie!

Für Dich als Vater, der nicht am Familienalltag teilnimmt, ist es sicher schwierig, eine Beziehung zu Deinem Kind aufzubauen. Trotzdem kannst Du Verantwortung übernehmen und Deinem Kind ein guter Vater sein.

Neueste wissenschaftliche Erkenntnis ist, dass Kinder, die ohne Vater aufwachsen, Schwierigkeiten in ihrer Selbstwertentwicklung haben können und dass dies zudem Auswirkungen auf die Bindungs- und Beziehungsfähigkeit hat. Außerdem kann die Leistungsfähigkeit von vaterlos aufwachsenden Kindern eingeschränkt sein. Töchter und Söhne sind für eine gesunde Entwicklung auf Mutter und Vater angewiesen, damit sie später selbstbewusste Frauen und Männer werden können. Erwiesenermaßen haben Jungen, die nur wenig Kontakt zu ihrem Vater haben, es häufig schwer, die eigene Rolle als Mann in der Gesellschaft zu finden, da sie sich nicht an ihrem Vater orientieren konnten. Ebenso haben Mädchen, die ohne Vater aufwachsen, nicht die Möglichkeit, ihr Selbstbild als Frau über den Vater zu beziehen. Der Vater ist der erste Mann im Leben eines Mädchens, der ihr das Gefühl gibt wichtig oder unwichtig zu sein. Das wirkt sich auf das eigene Bewusstsein und auf den eigenen Stellenwert in einer späteren Partner-Beziehung aus. Leider hält sich bis heute sowohl bei Eltern als auch bei Fachleuten hartnäckig der Mythos, dass Mütter für ihre Kinder wichtiger sind als Väter.

In Trennungssituationen kommt es häufig vor, dass ein neuer Partner den Platz des Vaters einnimmt. Das kann ein Zugewinn für ein Kind sein und Kinder können von diesen Beziehungen durchaus profitieren. Dennoch bleibt die Beziehung zum leiblichen Vater etwas Besonderes, Einzigartiges und elementar Wichtiges. Jedes Kind hat nur den einen Vater. Selbst wenn die Vater-Kind-Beziehung nicht gelebt wird, bleibt die Bindung bestehen. Aus diesem Grund ist es für jede Kinderseele ein schweres Trauma, wenn der Vater sich nicht um das Kind kümmert, weil dies im Kind zu der Annahme führen kann, nicht wichtig zu sein und nicht geliebt zu werden.
Aus Untersuchungen in Patchworkfamilienweiß man, dass neue Familienkonstellationen dann die besten Überlebenschancen haben, wenn Kindern der Kontakt zu ihrem leiblichen Vater erhalten bleibt. Nur dann kann sich eine funktionelle neue Familienkonstellation etablieren. Die Stieffamilienforschung zeigt, dass es den Kindern, die zugunsten einer neuen Familie auf den gewachsenen Kontakt zum Vater verzichten müssen, am schlechtesten geht.
Mit dieser Erkenntnis ist es zum Wohl des Kindes not-

wendig, dass der Elternteil, der mit dem Kind zusammen lebt, Raum und Zeit für gemeinsame Aktivitäten mit dem im Alltag nicht anwesenden Elternteil schafft.
An dieser Stelle noch einmal der Hinweis, dass es mir absolut fern liegt, jemanden anzuklagen oder zu verurteilen. Mir geht es ausschließlich um das Bewusstmachen der Auswirkungen von Trennung, Scheidung und dem möglichen Entbehren eines Elternteils auf die beteiligten Kinder. Es geht hier nicht um jene Kinder, die einen Elternteil durch Tod verloren haben oder ihren Vater - aus welchen Gründen auch immer - überhaupt nicht kennen, sondern um die Trennungskinder, die völlig ohne Not einen Elternteil und hier vornehmlich den Vater entbehren müssen, weil die getrennten Eltern keinen Weg gefunden haben von der zerrütteten Paar-Ebene auf eine funktionierende Eltern-Ebene zu gelangen. Aus meiner Überzeugung ist es Deine Pflicht, als Mutter und als Vater einen Weg zu finden, gemeinsam mit Deinem/r Ex-PartnerIn für Dein Kind liebevoll da zu sein!

Aus den Augen- aus dem Sinn

In zahlreichen Gesprächen mit Patchworkfamilien mache ich die Erfahrung, dass etliche Mütter dem Ex-Partner aufgrund ihrer eigenen Schmerzen, Enttäuschung und Verletzung die Qualität als Partner absprechen und zudem dessen Eignung als Erzieher des gemeinsamen Kindes. An die Stelle des leiblichen Vater wird dann nicht selten ein neuer Partner gestellt, der dem Kind dann den wohlgemerkt noch lebenden Vater ersetzen soll. Ein Bonus-Elternteil kann eine große Bereicherung für ein Trennungskind sein, kann aber den leiblichen Vater nicht ersetzen. In der Verletzungssituation einer Trennung vergessen manche Mütter, dass ihre eigene Liebe und Be-

ziehung zwar in die Brüche gegangen ist, nicht aber die Beziehung des Kindes zu seinem geliebten Vater. Wie im Kapitel „Übernimm Deinen Anteil an der Trennung“ bereits ausgeführt, sind beide Ex-Partner gefordert, ihre Paarbeziehung zu bearbeiten und zurückzustellen um dem Kind eine möglichst ungestörte Vater-Kind-Beziehung zu ermöglichen!
Nicht selten gibt es zwischen getrennten Partnern Diskussionen und Auseinandersetzungen über die „richtige“ Erziehung der Kinder. Hier ist es besonders wichtig, dass beide Elternteile lernen, die Andersartigkeit des früheren Partners anzuerkennen und zu akzeptieren. Kinder haben ohne die Intervention von Erwachsenen selten Schwierigkeiten, mit anderen Ritualen und Regeln umzugehen. In vielen Fällen bedeutet es für Trennungskinder sogar eine Bereicherung, unterschiedliche Herangehensweisen an Situationen zu erleben und umzusetzen.
Ich spreche aus eigener jahrelanger Erfahrung, wenn ich Dir - als Mama - empfehle Deine Kontrolle einzuschränken. Möglicherweise hat Dein Ex-Partner andere Vorstellungen von Ordnung, gesundem Essen, Fernseh- und Computerzeiten und etlichen anderen Dingen; diese sind jedoch nicht apriori schlecht, nur weil sie anders sind. Wichtig und unerlässlich ist es für getrennt lebende Elternteile gültige Vereinbarungen aufzustellen, an die sich beide Elternteile verbindlich halten (müssen). Und dann gilt es für beide sich nicht in die Erziehung und die Regeln des anderen einzumischen und permanent zu kontrollieren, unter dem Deckmäntelchen, ja nur das Beste für das Kind zu wollen.

Wie gesagt, ich spreche hier aus Erfahrung und kenne beide Seiten, die der Mama und die der Bonus- oder Stiefmutter. Dieses Thema fordert uns immer wieder zu lernen, uns unseren eigenen Emotionen zu stellen und uns weiter zu entwickeln.

Häufig höre ich in diesem Zusammenhang „Mein Kind will (aber) nicht zu seinem Papa gehen“.
Kinder sind ein Spiegel unserer Seele und jedes Trennungskind hat bereits ein Elternteil (aus seinem direkten Umfeld) verloren. Deshalb ist es für Trennungskinder besonders wichtig, einen zuverlässig stabilen Elternteil zu haben. Jetzt soll das Kind zum Vater gehen, den entweder Du nicht mehr liebst oder der Dich nicht mehr liebt. Dein Kind spürt Deine Schmerzen und Vorbehalte und Deine Ablehnung, vielleicht sogar Angst. Aus dem kindlichen Bedürfnis nach Sicherheit und bereits tief im Loyalitätskonflikt steckend, lehnt das überforderte Kind es ab zu seinem Papa zu gehen.

Dies tut ein Kind nicht, weil es seinen Papa nicht liebt, sondern aus der Angst heraus die Mama auch noch zu verlieren.

Vielen Kindern bereitet es regelmäßig Bauch- oder Kopfschmerzen, wenn sie - vom für sie selbst - schönen Papawochenende nach Hause kommen und Mama nicht spüren lassen möchten, vor allem um Mama nicht zu verletzen, dass es schön war bei und mit Papa. Und nicht wenige Mütter fehlinterpretieren diese Schmerzen dann als „Was hast du wieder aushalten müssen bei Papa“ oder sichern dem Kind zu, „Wenn du Schmerzen hast, musst du nicht mehr zu Papa“. Das Kind wird den wahren Grund für seine Schmerzen nicht offenbaren, aus Angst die einzige (vom Kind erlebte) stabile Instanz in seinem Leben auch noch zu verlieren. Zusätzlich wird das Kind sich seinem Papa gegenüber schlecht fühlen, was weitere Schmerzen verursacht.
Ich möchte auch hier NIEMANDEN verurteilen oder

anklagen, vielmehr möchte ich Verständnis für die Kinder schaffen, die leider allzu häufig missverstanden werden. Meine älteste Tochter hat irgendwann einmal treffend festgestellt: „Immer wenn ich mich für einen von euch entscheide, muss ich mich im selben Moment gegen den Anderen entscheiden.“ Meine Kinder haben gelernt, mich loszulassen um zu ihrem Papa zu gehen. Aber nicht nur meine Kinder mussten loslassen lernen, auch für mich war das am Anfang eine große Herausforderung! Dabei habe ich viel über meine eigenen Ängste gelernt und musste häufig über mich hinauswachsen... und ich habe davon profitiert.
Vor allem für sehr junge Trennungskinder, ist es eine große Lernaufgabe die Mama loszulassen, um Zeit mit dem Papa zu verbringen. Deshalb ist es wichtig, einen kindgerechten Umgang mit Übergangssituationen zu finden. Auch oder gerade wenn Dir das Loslassen besonders schwer fällt, solltest Du daran denken: hier geht es um Dein Kind! Dein Kind ist auf Dein Wohlwollen angewiesen. Und wenn alle beteiligten Erwachsenen auf der Elternebene agieren, haben Kinder kaum bis keine Schwierigkeiten, den Wechsel zwischen Leben bei Mama und Leben bei Papa zu meistern.

Alle ausgegrenzten und „entsorgten“ Väter möchte ich ermuntern, um die Beziehung zu ihrem Kind zu kämpfen! Denn die Beziehung zum eigenen Kind steht im Einklang mit dem Bedürfnis von Kindern nach Mama und Papa. Mir ist sehr wohl bewusst, dass ich mir mit dieser Empfehlung nicht nur Freunde mache, aber ich bin absolut davon überzeugt, dass es - bis auf ganz wenige Ausnahmen – für Kinder elementar wichtig ist, auch ihren Papa in ihrem Leben zu haben, auch wenn dieser bislang vielleicht noch kein Bilderbuch-Vater ist. Ich möchte allen Papas Mut machen, dran zu bleiben, sich anzustrengen:

DEIN Kind braucht DICH!

Leider hört man immer wieder: „Warte es ab, die Zeit heilt alle Wunden und Deine Kinder wollen schon irgendwann wissen, wer ihr Papa ist". Damit ist die Empfehlung verbunden, sich als Vater zurückzuziehen und Mutter und Kind Zeit zu geben. Ich halte diese Empfehlung grundsätzlich für falsch. Für Kinder ist es besser zu spüren, dass da ein Papa ist, der um sie kämpft, notfalls auch gegen den Widerstand der Mutter, als einen Vater zu haben, dem das eigene Kind gleichgültig ist.
Hier ist es vor allem wichtig, dass die Familiengerichte nicht zulassen, dass die Beziehung zwischen Vater und Kinder unterbrochen wird. Für das Kind muss ein Freiraum geschaffen werden sich für den Beziehungsaufbau zum eigenen Vater entscheiden zu können und zu dürfen... ohne sich der Mutter gegenüber rechtfertigen zu müssen. Denn die Mutter ist sich in den allermeisten Fällen nicht darüber im Klaren, was sie dem Ex-Partner und ihrem eigenen Kind nimmt... und in allerletzter Konsequenz auch sich selbst.

Sprich niemals schlecht über Deinen Ex-Partner

Gerade in der ersten Zeit nach der Trennung fühlst Du Dich möglicherweise besonders stark gefordert, wenn Du verlassen wurdest vielleicht sogar ohnmächtig. Vieles musst Du jetzt alleine organisieren und umsetzen, eventuell funktionieren die Absprachen zwischen Dir und dem Papa Deiner Kinder (noch) nicht sehr gut.
Zudem kreisen Deine Gedanken immer wieder um die Trennung und die damit verbundenen Schmerzen. Manchmal hast Du vielleicht das Gefühl an den nicht

ausgesprochenen Worten zu ersticken oder Du wirst sogar krank über das Unterdrücken und Nicht-Aussprechen der runtergeschluckten Worte. Ich möchte Dich ermutigen, diese schwelenden Worte auszusprechen. Wenn Du (noch) nicht mit Deinem Ex-Partner sprechen kannst, such Dir einen vertrauten Menschen, bei dem Du Deinen Frust ablassen kannst. Zur Not oder wenn Du niemanden hast, dem Du Dich anvertrauen möchtest, nimm ein Notizbuch und schreibe täglich all die Gedanken auf, die um die Trennung und Deinen Ex-Partner kreisen. Negative Emotionen machen Dich auf Dauer krank und unzufrieden und darunter leiden Deine Kinder ganz besonders. Nicht die Trennung an sich, macht Deinen Kinder zu schaffen, sondern traurige und unglückliche Eltern sind das Hauptproblem für die Kinder.

Egal welche Umstände zu Eurer Trennung geführt haben und wie schlimm die Trennung für Dich ist: „Schmutzige Wäsche“ gehört nicht in die Ohren Deiner Kinder. Du hast Deinen Partner ausgesucht oder hast Dich aussuchen lassen, Ihr habt Euch (einmal) geliebt und Euch für Kinder entschieden. Jetzt ist es Deine Verantwortung, dazu zu stehen und die Würde des Papas oder der Mama vor Deinen Kindern zu bewahren.
Auch wenn Du verletzt, enttäuscht und vielleicht verlassen worden bist und was in Eurer Ehe und während der Trennung auch immer passiert ist, das alles gibt Dir nicht das Recht, negativ oder abwertend über den Papa/ die Mama Deines Kindes zu sprechen. Dein Kind hat sein persönliches Recht auf seinen Papa/ seine Mama.
Ich weiß aus eigener Erfahrung wie verlockend es ist, sich Verbündete zu suchen und diese in Person Deines Kindes zu haben, sozusagen als „Front“ gegen Deinen Ex-Partner. Vielleicht ist es Dir auch ein wenig Genugtuung, nach all dem, was geschehen ist. Noch einmal - ich

verstehe dich - und ich kann Dein Bedürfnis nach Menschen, die auf Deiner Seite stehen, gut nachvollziehen. Aber, und das ist an dieser Stelle wichtig zu verstehen: Alle Versuche, die Du jetzt unternimmst, um Menschen auf Deine Seite zu ziehen, dienen sozusagen als Schutz oder sogar Panzer für das kleine verletzte Mädchen in Dir, das sich nicht geliebt, wertgeschätzt und umsorgt fühlt. Du als erwachsene starke Frau und Mutter machst Dich unfrei mit jedem negativen Wort, das Du vor Deinen Kindern über Deinen Ex-Partner aussprichst. Ein wunderbarer Effekt kommt noch hinzu: Wenn Du nicht mehr negativ vor den Kindern über ihren Papa sprichst, wird auch Dein Ex-Partner (zumindest in den allermeisten Fällen) aufhören schlecht über Dich zu sprechen - vielleicht nicht sofort aber Du wirst erleben, wie schnell das funktioniert. Vermeide auf jeden Fall in Gegenwart Deiner Kinder Worte und Sätze die Dich in ein gutes Licht und den Papa in ein schlechtes Licht rücken. Auch, wenn es Dir im Moment auf der Zunge brennt und es Dir (das streite ich gar nicht ab) für einen Augenblick einen Vorteil verschafft. Irgendwann fallen diese Sätze auf Dich zurück und dann verlierst Du eventuell viel mehr, als Du mit diesem klitzekleinen „Wohlfühlmoment" gewinnen könntest. Und es ist mir bewusst, dass es einiger Übung bedarf, keinen dieser vermeintlichen „Satz-Siege" an die Ohren Deiner Kinder kommen zu lassen.
Versuche Dir Dein wichtigstes Ziel vor Augen zu halten, falls Du schwach wirst:

Starke und lebensfrohe Trennungskinder!

Eure Kinder werden spürbar und sehr schnell entlastet sein, wenn sie nicht mehr als Mit-Wisser oder sogar Boten für negative Gedanken, Worte und Sätze herhalten müssen. Es ist Deine Verantwortung all diese Emotionen mit Deinem Ex-Partner zu klären und niemals ein negatives Wort über den anderen an die Ohren Deiner Kinder gelangen zu lassen.

Vom Umgang in der Nachtrennungsfamilie

Trennung und Scheidung stehen am Ende Eurer Beziehung und bedeuten gleichzeitig für alle Beteiligten einen Neubeginn - den Anfang Eurer weiteren Entwicklung. Während Euer Zusammenleben keine Zukunft mehr hat, eröffnen sich durch den Schlussstrich neue Chancen. Möglicherweise kannst oder willst Du diese Chancen noch nicht sehen, vielleicht steckst Du auch noch zu tief in Verletzungen und Schmerzen. Das ist völlig normal und in Ordnung und es ändert nichts an der Tatsache, dass jedem Ende auch ein Anfang innewohnt. Den Schmerzen, der Trauer und dem Abschied stehen Erleichterung, Hoffnung und Aufbruch gegenüber.
Besonders direkt nach der Trennung sollten Eltern, wenn der Umgang miteinander noch sehr emotional ist, nicht zu hohe Erwartungen und zu hohe Ansprüche aneinander haben. Auch wenn es sich ein wenig klischeehaft anhört, möchte ich Dich und Deinen Ex-Partner ermutigen auf die Zeit zu vertrauen, in den meisten Fällen wird es einfacher.
Der allerhöchste Vorsatz für Trennungspaare sollte es sein, bei **allen** Entscheidungen, die die Nachtrennungsfamilie betreffen, das Wohl des Kindes in den Mittelpunkt zu stellen.
Die einfachste und gleichzeitig wundervollste Empfehlung für alle Trennungspaare ist folgende: Steht Eurem Kind auch weiterhin als Vater **und** Mutter zur Verfügung! In diesem Buch hört sich die Empfehlung leicht an, in der Praxis ist es jedoch bei unendlich vielen Paaren alles

andere als einfach.
Aus eigener Erfahrung kann ich heute - 14 Jahre nach Trennung und Scheidung – sagen: **Alle Anstrengungen eine gut funktionierende Nachtrennungsfamilie zu kreieren, lohnen sich.**
Mit meinem Ex-Mann habe ich ein wirklich gut funktionierendes Nachtrennungsverhältnis, was uns und vor allem unseren drei gemeinsamen Kindern zugutekommt. Während mein Mann bis heute sozusagen keine Nachtrennungsbeziehung (sowohl zu seiner Ex-Frau als auch zu seinen beiden Kindern) hat. Und auch an diesem Zustand sind alle Familienmitglieder zu ihrem Leidwesen beteiligt und das kostet alle Kraft, Nerven, schafft immer neue Schmerzen und das Schlimmste aus meiner Sicht: Es ist kein Ende in Sicht, der Weg in eine halbwegs positive Nachtrennungsbeziehung ist seit Jahren verschüttet und scheint nicht reparabel.
Deshalb noch einmal meine Empfehlung: **Jede Anstrengung für ein gutes Nachtrennungsmiteinander lohnt sich und zwar für alle Beteiligten!**

Vielleicht fragst Du Dich jetzt, was Du tun kannst, was Euch als Nachtrennungsfamilie helfen kann. Im Gegensatz zu 2001 als mein Ex-Mann und ich uns getrennt haben, gibt es heute eine große Zahl an spezifischen Unterstützungsangeboten. Wir haben damals die Begleitung eines Mediators in Anspruch genommen, das würde ich immer wieder tun und kann es wirklich empfehlen. Heute gibt es zusätzlich viele andere Angebote, wie z.B. Coaches, die sich auf Trennungssituationen spezialisiert haben, Familienbildungsstätten und andere kirchliche Einrichtungen und mehr. An dieser Stelle ist es gut im Blick zu haben, dass Ihr mit unterschiedlichen Erfahrungen, Schmerzen und Erwartungen auf Hilfsangebote schaut. Für denjenigen, der verlassen wurde, ist es in der

Regel etwas grundlegend anderes, als für denjenigen, der die Trennung wollte. Manchmal hilft es, mit dem Blick des Anderen auf die Situation zu schauen.
Manche Ex-Paare schaffen es, aus der ehemaligen Liebe und der getrennten Beziehung oder Ehe Freundschaft zu kreieren... und auch das ist eine Form von Liebe. Diese freundschaftliche Liebe gründet auf Respekt, Anerkennung des Anderen, Ehrlichkeit, Verlässlichkeit und auf ein großes Maß an Geduld und Nachsicht und auf Vertrauen zueinander.
Damit aus Liebe Freundschaft werden kann, ist gegenseitige Entlastung notwendig. Entlastung meint hier das Freisprechen von Schuld. Dafür muss jeder seinen Anteil an der Trennung übernehmen, dann kann etwas Neues aus dem Trümmerfeld einer Trennung entstehen. Da jedoch in den meisten Fällen zwischen der Liebe und der Freundschaft ein Zerwürfnis, endlose Streitigkeiten oder Auseinandersetzungen und möglicherweise Vertrauensbrüche liegen, ist die Aufgabe nicht unbedingt leicht.
Mut und Selbstbewusstsein gehören dazu, diese Aufgabe zu lösen, ebenso wie die Achtung und Wertschätzung des Anderen. Ein guter Tipp auf dem Weg könnte sein: Bleib fair während der schmerzhaften Ablösungsphase... und bleib bei DIR!
Sollte es in dieser Phase zwischen Euch zu heftig hergehen, könnte es eine hilfreiche Idee sein, Euch gegenseitig daran zu erinnern, dass Ihr vereinbart habt, keine „schmutzige Wäsche zu waschen". Vielleicht ist es an manchen Tagen besser, ein sehr heißes Thema zu vertagen. Denn, und das ist die beste Nachricht: Die Wahrscheinlichkeit aus Liebe Freundschaft zu erschaffen, steigt mit jeder gelungenen Situation, Euch gegenseitig Fairness, Toleranz und Anerkennung entgegenzubringen.
Mein Ex-Mann und ich haben es geschafft. An die Stelle unserer einstigen Liebe ist Freundschaft getreten, es war

nicht leicht und ab und an habe ich gedacht, es geht nicht weiter. Unser Fazit: es hat sich gelohnt. Ich kann DIR nicht sagen, welche Erleichterung und welchen Gewinn das für unseren Alltag gebracht hat und jeden weiteren Tag bringt.
Ich möchte DIR und Deinem Ex-Partner Mut machen für Eure Freundschaft zu kämpfen, für Dich, für Euch und für Eure gemeinsamen Kinder! Es lohnt sich!

Kinder sind die Erwachsenen von morgen

Hilf Deinem Kind gute Entscheidungen für morgen zu treffen.
Oder: Wie geht Vertrauen in das Leben und die Liebe?

Unser heutiges Leben basiert auf den Entscheidungen, die wir gestern und in der Vergangenheit getroffen haben. Auch bei unseren Kindern ist das so.
Im Kapitel „Kinder treffen folgenschwere Entscheidungen“ hast Du bereits erfahren, in welchem Maße die Entscheidungen, die (Trennungs)Kinder treffen, ihr gesamtes Leben beeinflussen können. In diesem Kapitel geht es darum, wie wir Eltern unsere Kinder unterstützen können, gute Entscheidungen auf ihrem Weg - zu glücklichen und lebensfrohen Kindern - zu treffen.

Wichtig dabei ist, sich immer wieder zu vergegenwärtigen: Kinder tun nicht das, was die Eltern ihnen sagen, sondern das, was die Eltern vorleben und die Kinder sich abschauen!

Ein Beispiel aus meiner Praxis:

Elke hat 2 Kinder, einen Sohn (15 Jahre), und eine Tochter (13 Jahre). Nachdem sie von dem jahrelangen Doppelleben ihres Mannes erfahren hatte, trennte sie sich vor 3 Jahren von dem Vater der Kinder.

Elke lebt seit der Trennung alleine mit den beiden Kindern. Sie kommt in meine Praxis, weil sie vor allem mit dem Sohn überhaupt nicht zurechtkommt. Im Gespräch klagt sie mir ihr Leid: „Mein Mann hat jahrelang ein Doppelleben geführt und sogar eine Tochter mit dieser Frau.

Um alles muss ich mich alleine kümmern, seit die Kinder nicht mehr zu ihm und seiner Neuen gehen. Die Kerle sind doch alle gleich, bleib mir bloß weg, mir kommt nie, nie mehr ein Mann ins Haus!!"
Dann berichtet die Mutter, dass vor allem ihr Sohn den Vater sehr vermisst und sich immer mehr vor ihr zurückzieht. Er ist kaum noch zu Hause und wenn er da ist, hängt er am Computer. Auf meine Frage, ob sie mit den Kindern über deren Vater spricht und ob die Kinder ihre Einstellung zu Männern kennen, fängt sie sofort wieder an zu schimpfen.
„Wie soll ihr Sohn sich in ihrem Haus wohlfühlen?", frage ich vorsichtig.
„Wieso? Meine Tochter und ich fühlen uns doch auch wohl. Das verstehe ich nicht!"
„Ich meine nicht physisch wohlfühlen, sondern mental. Sie sagten doch, dass sie nie nie mehr einen Mann im Haus haben wollen - stimmt das?"
„Aber, mein Sohn ist doch kein Mann!"
„Noch nicht, aber er wird mal einer werden und wie soll er sich gesund und frei entwickeln und entfalten, wenn sie als Mutter ihm vermitteln, dass alle Männer gleich schlecht sind und wenn sie nie mehr einen Mann im Haus haben wollen?"
„Ja, aber - das ist doch mein Sohn - der ist doch ganz anders!"
„Möglicherweise tun sie das non-verbal und nicht absichtlich, aber meine Erfahrung zeigt, Kinder spüren alles. Weiß ihr Sohn, dass sie von ihm anders denken? Oder glaubt er vielleicht, dass er auch einer dieser gleichen Männer ist?"
„Oh je, so habe ich das noch nie gesehen. Glauben sie wirklich, dass mein Sohn glauben könnte, dass ich von ihm denke, dass er auch so ist?"
„Möglicherweise schon, er hat es sicher häufig gehört

oder einfach mitbekommen, dass für sie alle Männer gleich sind und dass ihnen nie mehr ein Mann ins Haus kommt - oder?“
„Ja, sicher, aber ich habe doch nicht ihn gemeint!“
Ich verstehe, dass diese Mutter keine gute Meinung von ihrem Ex-Mann hat. Gleichzeitig frage ich mich, wie in dieser Umgebung, mit dieser Einstellung, für den Sohn eine gesunde Entwicklung zu einem Mann stattfinden soll?

An diesem Beispiel wird deutlich, wie überaus wichtig es für Eltern ist ihren Anteil an der Trennung zu übernehmen (siehe Kapitel: Übernimm deinen Anteil an der Trennung - Seite 42) und die Paarbeziehung zu klären, so dass die eigenen Kinder nicht in die aus der Paarbeziehung entstandenen Enttäuschungen, Verletzungen und die damit verbundenen Entscheidungen hineingezogen werden.

Im Gespräch stellt sich heraus, dass sich diese Mutter überhaupt keine Gedanken darüber gemacht hat und sich auch nicht vorstellen konnte, dass ihre Einstellung (aufgrund der schlechten Erfahrungen, die sie persönlich gemacht hat) derart prägend für ihren Sohn sein soll.
Die Psychologie-Professorin Carol Dweck[6] erklärt, dass Bezugspersonen im Umfeld von Kindern deren Denkweise beeinflussen. So wird die Art und Weise, wie Eltern mit ihren Kindern kommunizieren irgendwann zu ihrer inneren Stimme werden. Deshalb ist es laut Dweck unerlässlich, sich darüber bewusst zu werden, welche Spuren das Verhalten und die Worte von Eltern bei Kindern hinterlassen.

„Und was ist mit meiner Tochter?“, fragt die Mutter dann.
„Was hat ihre Tochter von ihnen erfahren? Was haben sie ihr vorgelebt?“

„Na ja, auch sie hat meine Schmerzen miterlebt und ich habe keinen Hehl daraus gemacht, dass ich glaube, dass alle Männer gleich sind."
„Meiner Meinung nach könnte es für ihre Tochter schwer sein, sich völlig unvoreingenommen auf eine Beziehung einlassen zu können."
Folgende Worte verdeutlichen meinen Appell an alle Eltern ihre Paarbeziehung zu klären und ihren Anteil an der Trennung zu übernehmen um ihren Kindern einen möglichst unbelasteten Start in ihr eigenen Leben zu ermöglichen:

„Achte auf Deine Gedanken,
denn sie werden zu Deinen Worten.
Achte auf Deine Worte,
denn sie werden zu Deinen Handlungen.
Achte auf Deine Handlungen,
denn sie werden zu Deinen Gewohnheiten.
Achte auf Deine Gewohnheiten,
denn sie werden zu Deinem Charakter.
Achte auf deinen Charakter,
denn er wird Dein Schicksal."

Chinesisches Sprichwort

Der US- amerikanische Psychologe John Mordechai Gottmann wird in einem Gespräch mit dem Paarthera-peuten Oskar Holzberg gefragt, was er seiner eigenen Tochter sagt, wenn sie sich unsicher über die Liebe fühlt:

„Wenn du deine Kinder respektvoll behandelst und ihnen zuhörst, dann werden sie auch jemanden als Partner finden, der auch so ist, der sie beachtet und ihnen zuhört. Das Wichtigste dabei ist zu wissen, dass man es verdient hat, gut behandelt zu werden und die Liebe des Lebens zu finden."[7]

Besonders für Kinder, die die Erfahrung der Trennung ihrer Eltern gemacht haben und vielleicht einen Elternteil aus ihrem nächsten Umfeld verloren haben, ist es laut dem Diplom- Psychologen Dr. Rolf Merkel ganz besonders wichtig, Vertrauen ins Leben und die Liebe zu lernen. Denn: „Wer nicht vertraut, findet kein Vertrauen.“[8] So ist die Fähigkeit zu vertrauen eine wichtige Basis für jede Art von Beziehungen. „Viele Menschen jedoch, die schlechte Erfahrungen mit ihren Mitmenschen machten, sind nicht nur enttäuscht, sie werden auch misstrauisch und entwickeln eine feindselige Haltung gegenüber anderen.“

John Mordechai Gottmann bezeichnet Vertrauen als den Garanten für das Gelingen von Beziehungen.

Wie funktioniert Vertrauen in das Leben?

Grundsätzlich gibt es zwei Arten von Vertrauen:

1. Vertrauen in sich selbst und seine eigenen Fähigkeiten
2. Vertrauen in bzw. zu anderen Menschen

Indem wir uns selbst vertrauen, glauben wir an unsere Fähigkeit, mit Problemen und Herausforderungen, die uns im Leben begegnen, umgehen zu können. Wir haben das (Selbst-)Vertrauen in uns, unser Leben zu meistern. Dieses Vertrauen ist ein treuer Begleiter und lässt uns gelassen durchs Leben gehen. Menschen, die die Überzeugung in sich tragen, dass - komme was wolle - sie damit fertig werden, haben vermutlich auch keine Angst, anderen Menschen zu vertrauen.
So haben Kinder solange ein absolutes Vertrauen in das Leben, bis sie erleben, dass sie enttäuscht werden können. Die Grundeinstellung eines Menschen zu Vertrauen

entwickelt sich aufgrund der eigenen Erfahrungen in der Kindheit.
Es gibt mannigfaltige Belege dafür, dass Menschen, die anderen Menschen vertrauen, auch Vertrauen entgegen gebracht wird. Entsprechend wird derjenige, der anderen misstraut, auch häufiger enttäuscht werden oder vielmehr sieht er selbst sich darin bestätigt, dass sein eigenes Misstrauen berechtigt war und ist.
Otto Neurath erwähnte 1911 erstmals den Begriff „Selbsterfüllende Prophezeihung" (engl. self-fulfilling prophecy). Demnach beeinflussen unsere Erwartungen unser Verhalten auch wenn uns selbst das in den wenigsten Fällen bewusst ist, und andere Menschen reagieren entsprechend darauf. Wenn ich also mit positiven Gefühlen und Erwartungen auf andere Menschen zugehe und diesen eine Chance gebe, fühle ich mich zum einen besser und zum anderen habe ich viel mehr Gelegenheiten, anderen Menschen nahe zu sein.

Ja - anderen Menschen zu vertrauen ist immer mit dem Risiko verbunden, enttäuscht und verletzt zu werden! Jedoch ist eine gute (Selbst-)Vertrauensbasis überaus wichtig für unser eigenes seelisches und körperliches Wohlbefinden und unsere Beziehungen und gleichzeitig die Basis für das Vertrauen unserer Kinder in das Leben und die Liebe!

Starke Kinder werden starke Erwachsene

Besonders in der ersten Zeit nach einer Trennung und bei alleinerziehenden Müttern ist die „Gefahr" besonders groß, dass alles für die Kinder perfekt sein soll. Wir Mütter wollen aus lauter schlechtem Gewissen, Perfektionsanspruch und gesellschaftlichen Normen den Kinder häufig gleichzeitig Mama und Papa sein, das Wohnumfeld möglichst perfekt haben, für Einkommen sorgen, es selbst schaffen und bemerken dabei selten, dass wir persönlich und unser Leben auf der Strecke bleiben. Was vermitteln wir dabei unseren Kindern?

Lebensfreude pur, Lust auf Leben und seine Erfahrungen?
Wohl kaum - stattdessen sind wir überfordert, müde, abgekämpft, in vielen Fällen nahe am Burnout.
Kinder beziehen solche Situationen auf sich selbst und nehmen es persönlich. Sie speichern dann in vielen Fällen ab: Leben ist anstrengend, Leben ist Kampf... und bekommen damit möglicherweise eine Lebenseinstellung, die ungeeignet ist aus Trennungskindern in Zukunft starke und lebensfrohe Erwachsene werden zu lassen.

„Children become what they are told they are!“[9]

Kinder werden zu dem, was ihnen gesagt wurde, was sie sind.

Die Art und Weise, wie wir mit unseren Kindern kommunizieren, wird zu der inneren Stimme der Kinder. Aus diesem Grunde ist es unerlässlich sich Gedanken darüber zu machen, welche Spuren unsere gesprochenen Worte bei Kindern hinterlassen. Eltern und andere Bezugspersonen aus dem Umfeld der Heranwachsenden, wie z.B. Lehrer oder Sporttrainer und einige mehr, können beeinflussen, welche Denkweise sich ein Kind aneignet. Dr. Carol Dweck, Professorin für Psychologie an der Stanford University und führende Forscherin auf diesem Gebiet, hat auf Grundlage mehrerer Studien zwei Denkmodelle entwickelt, die Kinder während ihrer Entwicklung annehmen können.

Dweck unterscheidet zwischen dem „fixed mindset“ und dem „growth mindset“, was so viel bedeutet wie: festgelegte Art und Weise zu denken und auf Wachstum ausgelegte Denkart oder Geisteshaltung.

Kinder mit einem „fixed mindset“, also einer festgelegten Denkweise, gehen davon aus, dass Dinge wie Charakter, Möglichkeiten im Leben, Intelligenz und Kreativität angeboren und unveränderlich für ihr eigenes Leben sind. Egal wie sehr sie sich anstrengen, sie glauben nicht, dass sie ihr Leben selbst verändern oder beeinflussen können. Diese Kinder glauben daran, dass ihr eigenes Potential begrenzt ist und gehen folglich Herausforderungen am liebsten aus dem Weg. Außergewöhnliches persönliches Wachstum ist in diesem Mindset nicht vorgesehen. Das bekannte Sprichwort „Schuster bleib bei deinen Leisten“ beschreibt diese Denkweise sehr gut. In jungen Jahren ist diese Denkweise unbewusst verankert, später hört man von diesen Kindern häufig Sätze wie „das kann ich nicht“, „das brauche ich gar nicht erst zu versuchen“ oder ähnliche.

Im Gegensatz dazu gehen Kinder mit einem „growth mindset“ davon aus, dass ihre persönlichen Bemühungen dazu führen können, dass sich Dinge im Leben zum Positiven hin entwickeln können. Sie begreifen ihr Denken und ihr Gehirn als einen Muskel, den es zu trainieren gilt. Deshalb suchen diese Kinder Herausforderungen und Möglichkeiten sich zu entwickeln und zu wachsen. Auch bei diesen Kindern geschieht das meist unbewusst.

Meine Erfahrung mit zahlreichen Trennungskindern zeigt, dass die Art und Weise zu denken einen großen Einfluss

darauf hat, wie Kinder mit der Trennung ihrer Eltern umgehen können und - sich daraus - resultierend persönlich entwickeln.
So erlebe ich häufig, dass sich Eltern mit einer auf Wachstum ausgelegten Denkweise seltener als „Opfer" der Umstände sehen, sondern ihre Trennung auch als Chance zum Aufbruch und als Möglichkeit zu persönlichem Wachstum empfinden und diese Einstellung uneingeschränkt an ihre Kinder weitergeben.
Eltern mit einem „growth mindset" legen damit aktiv den Grundstein für die Entwicklung ihrer starken und lebensfrohen Trennungskinder.
Selbstverständlich kommen viele im Buch beschriebene Faktoren nach einer Trennung sowie auch auf Kinder einwirkende äußere Faktoren hinzu, die die Entwicklung von Kindern mitbestimmen.

Dennoch bin ich der Meinung, dass Trennungskinder mit starken Wurzeln - um noch einmal mit Goethe zu Sprechen - und einer auf Wachstum ausgerichteten Einstellung zu Leben und Veränderung, zu lebensfrohen Erwachsenen mit starken Flügeln werden können.

Darüber hinaus gibt es noch eine ganz entscheidende „Zutat" die alle Eltern, unabhängig davon ob sie getrennt oder alleinerziehend sind oder in einer Patchwork-Familie leben, ihren Kindern auf deren Weg zu starken und lebensfrohen Kindern mitgeben können. Die U.S. National Academy of Sciences[10] hat kürzlich die Ergebnisse einer Untersuchung von Kindergehirnen[11] veröffentlicht die beweist:

Je mehr Liebe ein Kind erhält, desto mehr Gehirn entwickelt das Kind.

Im Rahmen dieser Untersuchung fanden Forscher heraus, dass Liebe bzw. fehlende Liebe die Entwicklung eines Kindes mehr beeinflusst, als alles andere. Demnach ist LIEBE die wichtigste und ausschlaggebendste Variable in der Kindererziehung. Alles, was diese Liebe zu Deinem Kind ausdrückt, lässt das Gehirn Deines Kindes wachsen: ein Lächeln, ein Kuss oder eine Berührung, ehrliches Interesse an Deinem Kind, das Einbeziehen in Dein Leben und die bedingungslose Annahme und Liebe. Unter anderem war der Hippocampus[12] bei Kindern mit stark zugewandten Eltern um 10 Prozent größer als bei Kindern, die weniger Zuwendung bekamen. Mit einem größeren Hippocampus können Kinder glücklicher, selbstbewusster und stabiler werden... **und das sind die allerbesten Voraussetzungen für starke und lebensfrohe Trennungskinder.**

DU kannst jetzt weitermachen!

Es wird immer einen Stift geben,
um Deine Zukunft zu schreiben.
Es wird aber nie einen Radiergummi geben,
um Deine Vergangenheit zu löschen.

Du kannst noch so viel mehr für Dich und Deine Trennungskinder tun, als „nur" zu lesen!
Früher oder später wirst Du die Schmerzen der Trennung überwunden haben und möglicherweise eine neue Beziehung eingehen und Dich mit Deinen Kindern in das Abenteuer Patchwork stürzen.
Wenn Du und Dein PartnerIn eine praktische Unterstützung auf dem Weg zu einer starken Patchworkfamilie haben möchtet, lege ich meinen Leserinnen und Lesern meinen **30 Tage Kurs für das Beste Mit-Einander in Deiner Patchworkfamilie** ans Herz. 30 Tage begleite ich Dich und Deine Familie auf Eurem Weg zu einer starken Gemeinschaft.
Hast DU die Herausforderungen einer Patchworkfamilie unterschätzt und möchtest die Schwierigkeiten als Chance nutzen um zu einer starken Familie zu werden?

Und es gibt noch viel mehr Fragen:

- Wie können wir Patchwork-Eltern und Liebes-Paar sein?
- Wie kann Vertrauen in meiner Patchworkfamilie aufgebaut werden?
- Wie können wir Engpässe gut meistern?
- Wie kann ich mit dem Gefühl der Überforderung umgehen?
- Wie kann wertschätzende Kommunikation innerhalb der Patchworkfamilie gelingen?

Würde das für Dich, Deinen Partner und Eure Kinder einen Unterschied machen?

In diesem Kurs wirst Du:

- Erfahren wie wichtig wertschätzende und klare Kommunikation innerhalb Deiner Patchworkfamilie ist.
- Erfahren, dass Vertrauen Deine Patchworkfamilie über manche Hürde hinweg tragen kann.
- Deinen Platz im Familiengefüge finden und Dich gut damit fühlen.
- Dich persönlich gestärkt für die Herausforderungen einer Patchworkfamilien fühlen.
- Gemeinsam mit Deinem Partner und Euren Kindern zu einer starken Gemeinschaft werden... und das mit Freude und Leichtigkeit.

Willst Du all das mit Deiner Familie? Wollt Ihr eine starke, gut funktionierende Patchworkfamilie werden?
Ich begleite Dich und Euch 30 Tage lang und du kannst JETZT SOFORT STARTEN.

Weitere Informationen zum
30 Tage Kurs für das Beste Mit-Einander in Deiner Patchworkfamilie
findest Du hier: www.30TageKurs.patchworkfamiliencoach.com

Hol dir als Bonus gratis meine
„8 inspirierenden Patchwork-Familien-Tipps to go“:
www.patchworkfamiliencoach.com

Ich freue mich, dich unterstützen zu dürfen.

Dank

Beim Schreiben dieses Buches ist mir bewusst geworden, wie dankbar ich meinem Ex-Mann Dieter bin: Für Dein immer-da-sein, wenn die Kinder Dich gebraucht haben, Deine Gesprächsbereitschaft, Deine finanzielle Unterstützung und vieles mehr. DANKE!

Mein Dank gilt meinen großartigen Testleserinnen und -lesern: Beatrice, Bettina, Christina, Gundula, Hendrik, Jennifer, Katrin, Michael, Nicole, Victoria – sowie meinem Lektor Michael und der Mediengestalterin Laura für das tolle Cover und die Gestaltung des Manuskripts.

Besonders danken möchte ich DIR – liebe Leserin und lieber Leser, für EUCH ist dieses Buch entstanden. Ich freue mich, dass Du mein Mut-mach-Buch „Starke und lebensfrohe Trennungskinder“ gekauft und gelesen hast. Wenn Du Fragen haben solltest, schreib mir bitte eine Nachricht an: info@patchworkfamiliencoach.com oder werde Fan auf facebook (www.facebook.com/patchwork-coach/)

Ich wünsche Dir, dass Du viele Aha-Momente beim Lesen gehabt hast, dass dieses Buch etwas mit Dir „gemacht“ hat. Lass mich doch bitte wissen, was für Dich und Deine Trennungskinder besonders gut funktioniert hat.

Durch Deine Erfahrungen kann ich meine Arbeit zum Wohle von Trennungskindern und Patchworkfamilien verbessern.

Ich freue mich sehr, dass Du meine Tipps, Inspirationen

und den Erfahrungsschatz der Experten, die ebenfalls zu Wort gekommen sind, nimmst, sie testest und für Dich, Deinen Ex-Partner und Eure Trennungskinder weiterentwickelst, bis sie für Euch perfekt funktionieren, denn Ihr seid die Experten Eures Lebens und Eurer Familie.

Einen herzliche Bitte habe ich an Dich: Wenn Dir dieses Buch gefällt, wenn es Dir Impulse und Lösungsideen liefert, dann nimm Dir bitte eine Minute Zeit für eine Rezension bei Amazon.

Ich danke Dir und wünsche Dir und Deinem Ex-Partner zu Eurem Wohle: **starke und lebensfrohe Trennungskinder**.

Von Herzen
Martina Schomisch

info@patchworkfamiliencoach.com

Anhang

Quellen

[1] http://www.spielundzukunft.de/kinderzeit/spielen-und-spielzeug/2189-kinder-brauchen-puppen
[2] www.kasparhauserinstitut.de
[3] www.zeit.de/2002/51/SM-Scheidung
[4] Covertext zum Film „Der entsorgte Vater“ von Douglas Wolfsperger - Weitere Infos zum Film findest du hier: www.Der-Entsorgte-Vater.de
[5] ebd.
[6] Angaben zur Psychologin DWECK
[7] http://www.brigitte.de/liebe/beziehung/wie-funktioniert-vertrauen-1194636/2.html)
[8] (Dr. Rolf Merkel, Diplom-Psychologe)
[9] Dorothy Delay- US- amerikanische Violin-Pädagogin (1917- 2002
[10] http://www.nationalacademies.org/
[11] http://www.cbc.ca/news/health/mom-s-love-helps-kids-brain-grow-1.1261621
http://www.lifehack.org/356753/psychologist-says-what-kids-think-about-love-reflects-how-they-think
[12] (Der Hippocampus ist ein Bestandteil des Gehirns. Er befindet sich im Temporallappen und ist eine zentrale Schaltstation des limbischen Systems. Im Hippocampus fließen Informationen verschiedener sensorischer Systeme zusammen, die verarbeitet und von dort zum Cortex zurückgesandt werden. Damit ist er enorm wichtig für die Gedächtniskonsolidierung, also die Überführung von Gedächtnisinhalten aus dem Kurzzeit- in das Langzeitgedächtnis. https://de.wikipedia.org/wiki/Hippocampus)

Die Autorin/ Kontakt

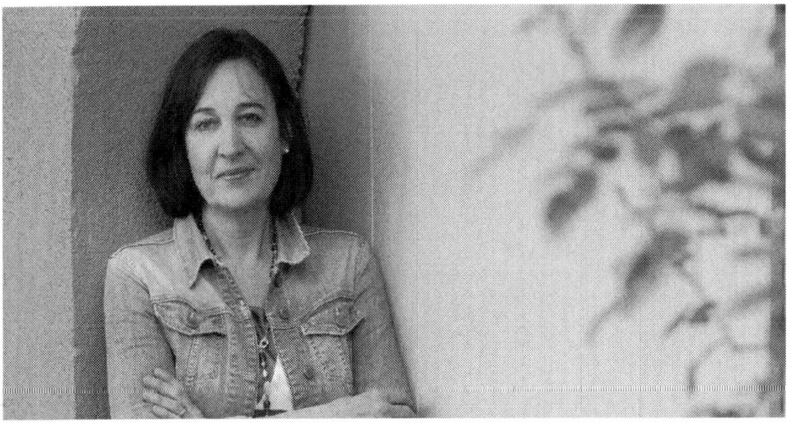

„Starke und lebensfrohe Trennungskinder“ sind der Anspruch von Martina Schomisch seit der Trennung vom Vater ihrer 3 Kinder. Auf dem Weg dahin hat sie viele der im Buch beschriebenen Situationen selbst erlebt, durchlitten und gemeinsam mit ihrem Ex-Mann gemeistert, nicht ohne die eine oder andere Endlosschleife. Heute sagt sie: „Jede Anstrengung hat sich gelohnt für unsere Trennungskinder!“

Martina Schomisch ist Patchworkfamiliencoach, Autorin, Heilpraktikerin für Psychotherapie, Ehefrau, Mama und Bonusmama.
Sie lebt seit 14 Jahren in einer Patchworkfamilie mit 5 Kindern, die heute 25, 23, 23, 19 und 17 Jahre sind.

Mehr über Martina Schomisch als Coach, über ihren Werdegang und über ihre Werte findest Du hier:

www.patchworkfamiliencoach.com

Facebook: www.facebook.com/patchworkcoach/

Alle beteiligten Experten/ Kontakt

Christiana Wenz

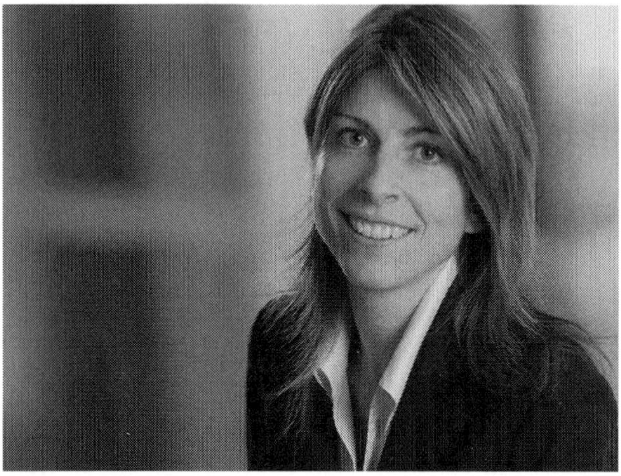

Christina Wenz ist Mediatorin, Konfliktcoach und Juristin. Nach langjähriger Tätigkeit im Notariat und in Führungspositionen an Universitäten ist sie in eigener Mediationskanzlei tätig. Sie hilft ihren Kunden dabei, sich aus schwierigen Konfliktsituationen zu befreien und damit wieder mehr Wohlbefinden und ein entspannteres Leben zu erlangen. Neben Mediation in der Familie und der Mediation in der Arbeitswelt ist ihr besonderes Steckenpferd die Mediation bei Streitfällen rund ums Tier.

Christina Wenz
Zollamtstrasse 42
67663 Kaiserslautern,
Tel: 0631-31054424,
info@mediation-wenz.de
www.mediation-wenz.de

Foto: Das Atelier, Mainz - www.das-atelier-mainz.de

Paula Helena Bierend

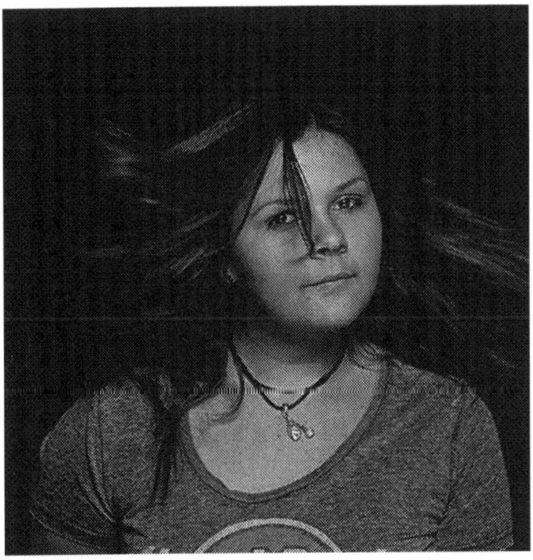

Paula Helena Bierend ist 16 Jahre und Schülerin. Seit 5 Jahren lebt sie die meiste Zeit bei ihrem Vater. Ihren Brief hat Paula in einem Facebook-Forum geteilt. Außerdem wurde er in der Online-Zeitung Huffington Post veröffentlicht. Neben den sehr kontroversen Reaktionen hat der Brief mittlerweile fast 8000 Likes und ist 1700 mal geteilt worden. Paula schreibt dazu: „Ich habe viel Unterstützung bekommen und von vielen gehört, dass sie es gut finden, dass ich mich trotz meines jungen Alters dazu ehrlich äußere."
https://www.facebook.com/paula.bierend

Lutz Bierend

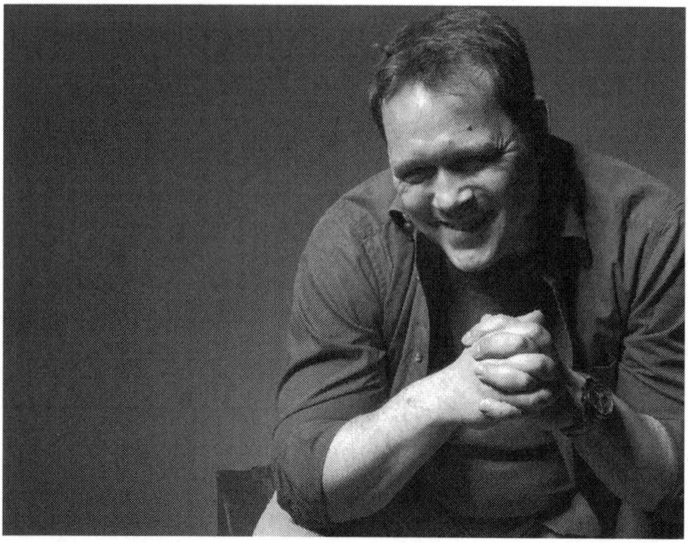

Lutz Bierend unterstützt seit 2011 Trennungsväter - und Mütter ihre Trennung zu meistern. Aktuell bei der „Hamburger Initiative Väter und Mütter für ihre Kinder“.
Ab 2016 in einer Gemeinschaftspraxis in Hamburg mit seiner 2. Frau.
Sowohl das Resindenzmodell als auch das Wechselmodell kennt er aus eigener Erfahrung.
Seit 2009 ist er alleinerziehend.
2014 heiratete er seine 2. Frau und lebt seitdem in einer Patchwork-Familie. Lutz Bierend gibt sowohl seine umfangreichen eigenen, als auch die mit zahlreichen Klienten gesammelten Erfahrungen weiter.

Blog: http://fatherleft.wordpress.com zum Thema Vaterschaft und Trennung
www.hamv.de Hamburger Initiative Väter und Mütter für ihre Kinder e.V.

mapapu

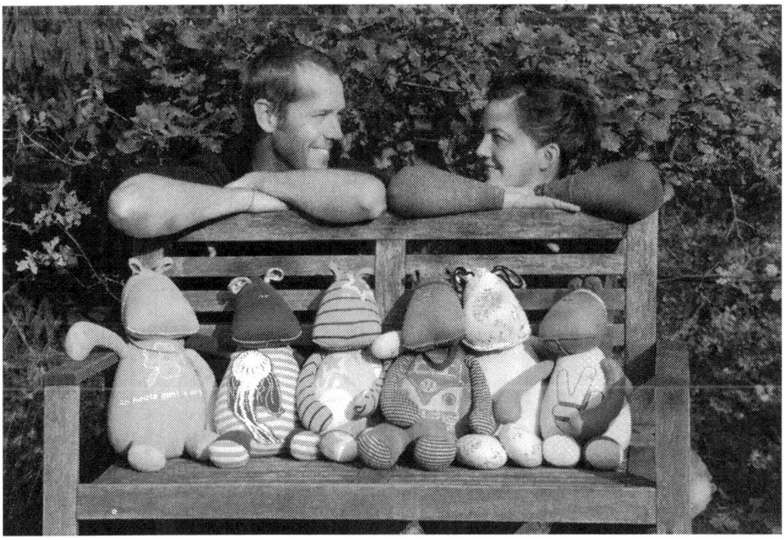

Jennifer Arndt-Lind und **Hendrik Lind** haben je ein Kind in ihre Patchworkfamilie mitgebracht. Als dann das erste von zwei gemeinsamen Kindern auf die Welt kam, war es für die beiden Großen gefühlsmäßig ein bisschen kompliziert.

„Wer gehört wohin, wie ist wer mit wem verbunden, wo ist mein Platz und wie kann ich den finden?"

Sie wollten ihnen diese Situation leichter machen und ihnen etwas zur „Eltern-Orientierung" mitgeben. Aus dem Wunsch nach Klarheit und Halt ist die Idee der mapapus entstanden: ein Kuscheltier sollte es sein, ein Freund und Mitpendler, der sowohl Mama als auch Papa irgendwie gleichermaßen in sich trägt.

Die ersten mapapus erblickten das Licht der Welt!

Als Jennifer Arndt-Lind und Hendrik Lind klar wurde wie sehr sie Trennungskindern helfen konnten und nach wie vor helfen, haben sie sich ganz klar vor Augen geführt, wie viel Seelenheil so ein mapapu in die Welt bringen kann. Es war ihnen schlagartig klar, dass sie den privaten Bereich verlassen mussten und das Abenteuer „mapapus für alle“ wagen wollten. Und so haben sie im Herbst 2013 ihr kleines Familienunternehmen gegründet.

Die mapapus erobern unsere Welt!

Jennifer Arndt-Lind und Hendrik Lind
Neddernhof 57
21255 Tostedt
Telefon +49 (0)4182 / 285 636

hallo@mapapu.de
www.mapapu.de
www.facebook.com/mapapuGbR

Buchtipps

Die genannten Bücher haben mich in meinem Leben und meiner Arbeit beeinflusst und können Deiner persönlichen Anregung dienen:

Tipping, Colin C., Radikale Selbstvergebung. Liebe dich so, wie du bist,
egal was passiert!, München 2008.

Ulsamer, Bertold, Ohne Wurzeln keine Flügel. Die systemische Therapie von Bert Hellinger, München 1999.

Juul, Jesper, Was Familien trägt. Werte in Erziehung und Partnerschaft.Ein Orientierungsbuch, München 2006.

Beiner, Jutta Martha, Starke Kinder. Mut zur Trennung. Plädoyer für eine mutige und produktive Entscheidung – Kinder brauchen Aufrichtigkeit. Neue Balance für die Nachscheidungsfamilie, München 2013.

Mühl, Melanie, Die Patchworklüge. Eine Streitschrift, München 2011.

Glaschke, Stefanie, Unsere Patchwork-Familie. Hilfestellung für ein stressfreies Zusammenleben, Freiburg im Breisgau 2012.

Becker, Natascha, Leben in der Patchwork-Familie. So gelingt der neue Familienmix, Köln 2001.

Kiel-Hinrichsen, Monika, Die Patchwork-Familie. Vom Beziehungschaos zur intakten Lebensgemeinschaft, Stuttagrt 2003.

Scherer, Hermann, Glückskinder. Warum manche lebenslang Chancen suchen – und andere sie täglich nutzen, Frankfurt am Main 2011.

Juul, Jesper, Aus Stiefeltern werden Bonuseltern. Chancen und Herausforderungen für Patchwork-Familien, München 2011.

Rogge, Jan-Uwe u. Sieckmann, Katharina, Familie für Fortgeschrittene. Kinder und Jegendliche über Krisen, Krach und Potenziale in Patchwork-Familien, München 2014.

Benedek, Elissa P. u. Brown, Catherine F., Scheidung. Wie helfe ich unserem Kind, Stuttgart 1997.

Dreikurs, R. u. Soltz, V., Kinder fordern uns heraus. Wie erziehen wir sie zeitgemäß?, Stuttgart 2003.

Kopp-Wichmann, Roland, Frauen wollen erwachsene Männer. Warum Männer sich ablösen müssen, um lieben zu können, Stuttgart 2009.

Onken, Julia u. Jung, Mathias, Liebes-Pingpong. Das Beziehungsspiel von Mann und Frau, München 2007.

Zurhorst, Eva-Maria, Liebe dich selbst und es ist egal, wen du heiratest, München 2009.
Riegel, Enja, Schule kann gelingen. Wie unsere Kinder wirklich fürs Leben lernen, Frankfurt 2005.

Rogge, Jan-Uwe u. Bartram, Angelika, Viel Spass beim Erziehen. Ein Buch für alle unvollkommenen Eltern, München 2009.

Dobson, James, Das eigenwillige Kind, Kehl am Rhein 1991.

Swan-Jackson, Alys, Ein Überlebensratgeber. Zwischen den Stühlen. Wie Jugendliche mit der Scheidung ihrer Eltern klarkommen, Wien 1998.

Gordon, Thomas, Familien-Konferenz. Die Lösung von Konflikten zwischen Eltern und Kind, München 1994.

Arp, Claudia u. David, Und plötzlich sind sie 13 oder: Die Kunst einen Kaktus zu umarmen. So begleiten Sie Ihr Kind durch die Teenagerzeit, Gießen 2006.

Matzies-Köhler, Melanie, Das Patchworkfamily-Notfallbuch, Kindle Edition.

Widmer, Alexandra, Stark und Alleinerziehend: Wie du der Erschöpfung entkommst und mutig neue Wege gehst, 2016. Vorbestellbar- Erscheinungsdatum 27.Juni 2016.

Largo, Remo H. u. Czernin, Monika, Glückliche Scheidungskinder: Was Kinder nach der Trennung brauchen, München 2015.

Damm, Karin (Hrsg.),Trennung & Scheidung. Ein Rechts - Leitfaden für Betroffene in Trennungssituationen, pro familia Marburg 2014.
Trunk, Dr. Nina und weitere, Das familiengerichtliche Verfahren bei Trennung und Scheidung und bei Verfahren wegen Kindeswohlgefährdung. Zu Aufgaben und Vorgehen der professionellen Akteure nach dem FamFG. Deutschen Institut für Jugendhilfe und Familienrecht (DIJuF) e. V., Heidelberg 2010.

Patchwork-Familien-stärken - 5 einfache Strategien für Deine starke Patchwork-Familie

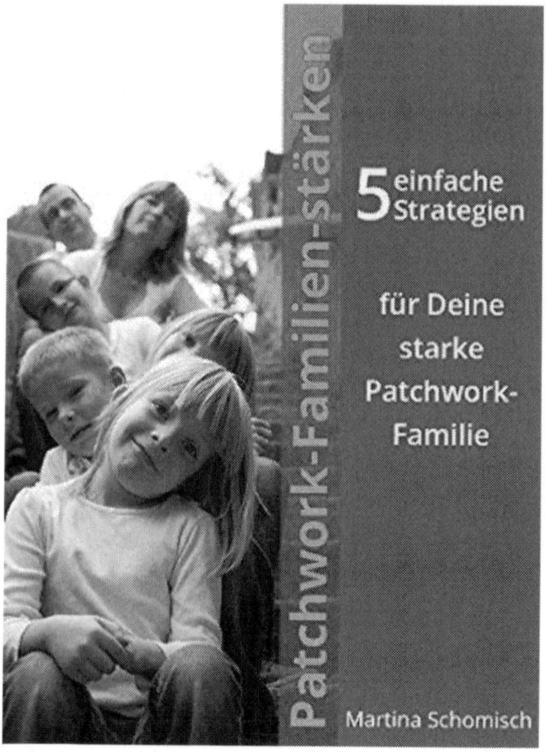

Du lebst in einer Patchworkfamilie? So wie ich. Und ich bin sicher: Familie ist Dir echt wichtig - sie hat Priorität für Dich.
Ich bin davon überzeugt: Familie ist die wichtigste Aufgabe in unserem Leben! Und hier können wir die größte Erfüllung finden.

Patchwork ist in aller Munde. Jeder kennt solche Familien oder lebt selbst in einer. Und weil es so bekannt ist, muss es doch funktionieren oder sollte es zumindest. Doch tut es das wirklich?

In diesem Buch zeige ich Dir, wie aus zwei zusammengewürfelten Familien mit all ihren Problemen und Herausforderungen eine gut funktionierende Patchworkfamilie wird.

Die 5 einfachen Strategien, haben nicht nur mir, meinem Mann und unseren 5 Kindern geholfen, vielmehr haben die Lösungsansätze Allgemeingültigkeit und können auch für Dich und Deine Familie eine echte Hilfe sein.

Wenn ich heute sage: „Der Erfolg einer Patchworkfamilie beginnt, wenn es schwierig wird", dann spreche ich von Situationen, die wir selbst erlebt, durchlitten und gemeistert haben.

Die 5 einfachen Strategien sind nicht immer leicht umzusetzen, aber wenn Du dieses Buch liest, bin ich sicher: Mit einiger Übung kommt Deine Familie von problemorientiertem Denken ins lösungsorientierte Handeln und damit Schritt für Schritt zu einem starken Familien-Team.

Darum solltest Du jetzt auch nicht zögern, denn jeder Tag den Du mit Herausforderungen und Problemen verbringst, hält Dich davon ab in Deiner Patchworkfamilie Erfüllung zu finden.

Verfügbar bei Amazon

Ich möchte Dich dazu einladen deine Gedanken und Ideen, rund um das Thema Trennungskind auf den nächsten freien Seiten aufzuschreiben, um so Schritt-für-Schritt deine eigenen Lösungsansätze zu entwickeln.

Solltest du Fragen haben, schreib mir gerne eine E-Mail an: info@patchworkfamiliencoach.com

Deine Gedanken und Ideen

Deine Gedanken und Ideen

Deine Gedanken und Ideen

Deine Gedanken und Ideen

27276658R00072

Printed in Poland
by Amazon Fulfillment
Poland Sp. z o.o., Wrocław